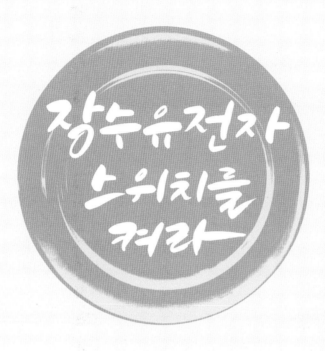

장수유전자 스위치를 켜라

장수유전자
스위치를
켜라

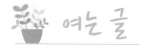 여는 글

현대인들의 질병의 원인은 영양의 불균형과 독소에 의한 것이다. 독소는 여러 원인에 의해 인체 내부에서 문제를 일으키게 되는데, 사망원인 상위에 올라있는 암이나 심장병, 그리고 난치성 질환의 가장 큰 원인이 되기도 한다.

너무도 복잡한 인체이지만 여러 가지 문제를 치유시킬 수 있는 핵심은 충분한 영양소 공급과 더불어 체내 쌓여있는 독소를 어떻게 제대로 제거하느냐가 치유의 핵심이다.

우리 인체의 독소로 작용하는 가장 큰 원인은 물과 음식 그리고 스트레스이다.

날마다 설거지하고 빨래하고 청소하듯이 우리 몸도 날마다 청소하는 것을 게을리하지 말아야 한다.

날마다 인체를 정화하고 충분한 영양을 공급해준다면 건강한 상태를 지속적으로 유지할 수 있기 때문에 몸을 정화하는 일은 분명히 해야 하며 투자할 가치가 있는 일이다.

독소로 작용할 수 있는 유제품, 가공육, 가공식품, 육류, 식품첨가물, 인스턴트식품 등의 음식은 삼가야 한다.

우리 몸을 산성화시키지 않는 야채, 과일 등 효소와 영양가치가 많이 함유된 건강한 먹거리를 섭취하도록 노력해야 한다.

건강하게 장수할 수 있는 방법은 장수유전자를 활성화시키고, 장수할 수 있도록 도움을 주는 착한 호르몬이 잘 분비되도록 해주는 것이다. 이렇게 하도록 위한 손쉬운 방법은 우선 음식을 적당히 섭취하는 칼로리 제한이 반드시 필요하다. 과식이나 폭식은 장수유전자 스위치를 끄게 된다.

음식은 항상 절제하여 적당히 80% 정도만 섭취하는 것이다. 공복상태를 유지해주는 것과 음식 절제의 힘은 노화예방 및 질병의 예방, 자연치유력 향상으로 건강한 삶을 살 수 있는 효과적인 방법이다.

건강의 문제, 장수의 문제를 예전처럼 유전이나 운명이 결정한다는 것은 맞지 않다.

현대인들의 기대수명은 계속 늘어나고 있는데, 건강하고 행복한 삶을 살 수 있는 것은 각 개인의 선택에 달려 있다.

어느 누구도 자신의 수고로움이 없이 건강을 유지하고자 하는 것은 욕심에 불과하다. 각자의 수고로움의 힘든 선택이 이후에 건강한 몸을 유지하여 쉬운 삶을 사는 지혜이다.

이 책에서 소개하고자 하는 내용들은 건강한 삶에 도움이 되는 여러 내용들을 서술하고 잘못 알려진 건강관련 상식들을 재정립하여 모두가 정신적, 육체적으로 건강한 삶으로, 삶의 질을 높이고 행복한 삶을 살아가도록 도움을 주고자 하고, 이에 건강에 대한 지식과 삶의 지혜를 갖추어 삶의 질을 높이는 멋진 삶을 살 수 있기를 기대한다.

겸손과 섬기는 삶을 살기를 원하며...

2020년 5월

신바이오생명과학연구소
김 동 하

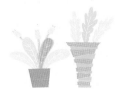

장수유전자
스위치를
켜라

CONTENTS

Chapter 1

틀에서 벗어나자

날씬한 사람, 약간 통통한 사람
누가 오래 살까?

사람은 각자 개인별 체형과 성격이 모두 다르다. 어느 누구도 같을 수 없다. 하지만 우리는 어떠한 틀을 만들어 놓고 그 틀 안에 들어가도록 유도하여 "그렇게 해야 한다." 라고 강조하고 있다.

몇 가지 체질의 프레임을 정해놓고 수천만 명의 사람들을 몇 가지로 나눠서 이야기하는 것은 잘못된 듯하다.

'나는 나' 현재의 상태에서 '최적의 나'를 만드는 데 노력해야 한다.

예를 들어, 168cm 키에 50kg이라는 프레임을 만들어 놓고 여기

안에 들어가야 한다는 것은, 마음에 큰 상처를 남길 수 있다. 이런 프레임을 만드는 것은 수많은 사람들에게 잠재의식에서 탈피하지 못하는, 힘든 삶을 살게 할 수 있게 만드는 원인이 되기도 한다.

잠재의식에 빠져 헤어 나오지 못하고, 현실의식을 인지하지 못한 채로 그대로 살아가는 것은 지혜로운 삶이 아니다.

나이가 들면 살이 찌고 몸매가 젊었을 때와는 사뭇 다르게 변하는 것은 자연스러운 것이다. 하지만 이런 것을 스스로 허락하지 않는다. 대부분 여성들은 날씬한 사람들을 보는 것만으로도 스트레스를 받고 우울증을 느끼고, 자책을 하게 된다는 연구 결과가 있다.

그런데 수많은 잡지나 매스컴에도 날씬한 사람만을 선호하고 다이어트, 살 빼는 운동, 다이어트 체조, 다이어트 식품, 살 빠지는 음료 등 수많은 방법들과 제품들에 대한 마케팅에 총력을 기울이고 있다.

아름다운 몸매를 만들고 '최적의 나'를 만들기 위해 무엇을 해야 할 것인가를 생각해야 한다. 탄력 있고 건강한 몸 상태를 만들기 위해서는 적당한 근육과 지방이 반드시 필요하다.

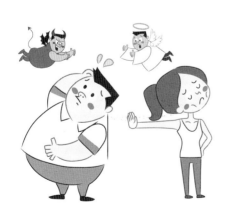

지방이 없이는 멋진 라인을 만들 수 없다. 문제는 이러한 지방이 과잉상태로 가게 되면, 독소가 지방에 축적이 되

고 질병의 원인이 되기 때문에, 과잉축적이 되지 않도록 해야 한다.

그래서 피하지방이 전혀 없는 몸을 가지고 있는 사람보다 적당한 지방을 가지고 있는 사람이 더 건강하고 오래 산다.

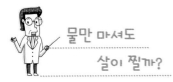

물만 마셔도
살이 찔까?

나는 물만 마셔도 살이 찐다고 하는 사람들이 있다. 과연 그럴까?

대체적으로 비만이 되는 사람들은 원인이 있기 마련이다. 비만이 되는 가장 큰 원인은 오장육부가 건강하지 않다는 것이다. 몸이 아주 건강하다면 비정상적으로 지방을 축적시키지는 않는다.

몸이 건강하지 않은 사람들은 음식을 아주 적은 양만 섭취해도 살이 찐다. 많이 먹어서 살이 쪘다면 이해라도 하겠지만, 다른 사람들에 비해 아주 적게 먹고, 심지어 새 모이만큼만 먹는데도 불구하고 살이 찐다. 이런 사람은 물만 마셔도 살이 찐다고 얘기한다.

비만이 되는 사람은 보통 식사시간이 짧고, 과식을 하는 경우가 많다. 음식을 씹는 횟수가 적으면 반드시 과식을 하게 마련이다. 천천히 식사를 하면서 충분히 포만감을 느껴야 하는데, 그렇지 못하기 때문에 비만으로 이어지게 된다.

그리고 스트레스를 많이 받게 되면, 음식섭취로 스트레스를 해결한다고 하는 사람들이 많다. 하지만 음식으로는 어떠한 것도 해결되지 않는다. 음식으로 스트레스를 해결하는 것보다는 다른 것들에 정신을 분산시키고 좋아하는 것으로 스트레스를 해소하는 방법을 찾아보는 것이 지혜로운 사람이다.

눈앞에 음식이 있어도 손이 가지 않도록 하는 절제의 연습이 필요하다. 손이 가요, 손이 가, 자꾸만 손이 가, 이렇게 자꾸 손이 가기 때문에 배부른데도 불구하고 먹게 되는 경우가 많다.

저녁 7~8시 이후에는 어떤 음식도 섭취하지 않는 절제된 습관을 가지도록 노력해야 한다. 저녁식사를 빨리하거나, 최대한 음식 섭취량을 줄여 대사작용에 에너지를 많이 활용할 수 있도록 한다면 에너지가 상승하여 면역력도 증가하고 건강한 몸 상태를 유지할 수 있다.

먹는 만큼 움직여야 살이 빠질까?

살이 빠지려면 적게 먹고 많이 움직여야 한다. 먹는 만큼 살이 찌고 먹은 만큼 움직여야 살이 빠진다. 이 말은 맞지 않다. 많이 먹어도 살이 찌지 않고, 운동을 적게 한다고 해서 살이 찌는 것은 몸이 건강하지 않은 상태이다. 그리고 많이 먹어도 살이 찌지 않는 몸 상태로 만들어야 하고, 다이어트를 해서 살을 뺐으면 이후에는 조금 많이 먹어도 살이 찌는 요요현상이 일어나지 않도록 해야 한다.

비만인 사람과 정상적인 사람의 차이는 생체 내 화학반응이 다르다.

요요현상이 일어나지 않도록 하기 위해서는 장내 미생물의 균형을 맞춰야 한다. 장내 미생물의 불균형으로 인해 요요현상이 일어난다.

건강에 이롭지 못한 식단이나 독한 약물치료도 미생물총의 건강한 균형을 파괴하고 미생물의 다양성을 낮춰 문제를 일으킬 수 있다.

과민성 장증후군처럼 처음과 끝이 모두 장에서 일어나든, 몸 전체의 기관과 시스템에 영향을 미치는 것이든, 거의 대부분 질병의 중심은 미생물의 불균형으로 인해 나타난다.

그래서 잘못된 음식물의 섭취로 장내 미생물의 균형이 깨지지 않도록 만들어야 한다.

면역세포의 80%는 장에 살고 있다. 대부분이 장벽 안쪽에 존재하는 림프 조직에 살면서 장의 환경과 끊임없이 소통한다. 이 과정을 통해 면역세포는 각각의 세포가 수행해야 할 기능을 습득하게 된다. 이렇게 하면서 장내 유익

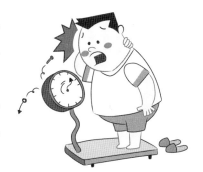

13

균은 면역세포가 과민한 반응을 일으키지 않도록 도와준다.

유익균이 감소하면 면역세포의 성장과 교육이 정상적으로 일어나지 않아, 알레르기나 아토피, 비만, 과민성 면역질환을 일으킬 수 있다.

장내 미생물의 균형을 잘 맞출 수 있도록 유익균 형성에 도움이 되는 식생활 패턴으로 바꿔야 한다.

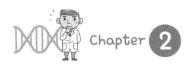

Chapter **2**

건강을 위한 힘든 선택,
쉬운 선택

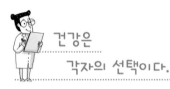

건강은

각자의 선택이다.

건강에 대한 관심이 너무 많아 열
심히 듣고, 건강세미나에 참석하여 지식을 습득하고, 또한 건강 지
식을 충족시킬 수 있도록 언론, 방송에서도 끊임없는 정보를 제공
해주고 있는데도 불구하고 건강
을 유지하기 위해 무엇을 어떻
게 해야 할지, 스스로 선택하는
결정을 내리지 못하는 사람들이
많다.

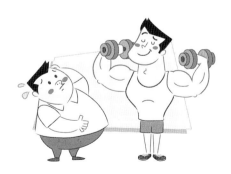

　그리고 이런 건강정보의 홍수

시대에도 불구하고, 건강에 대한 지식을 전혀 모르고 사는 사람들 또한 많다.

건강의 문제를, "부모님이 어떤 질병에 걸렸다, 무슨 암에 걸렸다. 그래서 나도 그럴 것이다." 라는 말로, 질병을 유전적인 문제, 운명이 결정한다고 생각하고, 큰 노력을 하지 않는 사람들도 많은데, 그런 건강지식은 잘못된 것이다. 정신적, 육체적인 건강은 본인의 노력에 의해 예방과 치유가 가능하다.

건강한 삶을 위해 지켜야 할 기본적인 원칙들을 계획을 세워 한 가지씩 잘 지켜서 실행을 해야 한다. 아무리 많은 지식을 가지고 있어도 실행하지 않는다면 무용지물이다. 행하는 것이 답이다.

스트레스 조절, 적절한 영양섭취, 적당한 운동, 식습관조절 등 몇 가지 실천만 잘한다면 앞으로 심각한 질병에 걸릴 가능성은 다른 사람들에 비해 상당히 낮아질 것이고, 이로 인해 삶의 질이 향상되는 놀라운 일을 경험하게 될 것이다.

 신체나이는 내가 선택한다.

사람은 늙어가는 가는 것이 아니라 익어가는 것이다. 참 멋진 말인 듯싶다. 흘러가는 시간을 멈추게 할 수 있는 방안은 누구에게도 없다. 자연의 섭리에 따라 물 흐르듯 흘

러가는 여유를 가져야 할 필
요가 있다.

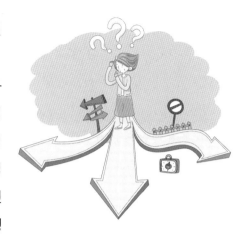

나이 들어가는 것에 너무
불안, 초조, 두려워할 것이
아니라 마음의 여유를 가지
고 익어가는 삶이, 높은 의식
으로 올라가는 것이고, 이런
높은 차원의 의식으로 인생
에 대한 두려움이 없이 사는 것이 잘 사는 삶이다.

모두에게 똑같이 한 살씩 나이가 들어가는데, 이는 어느 누구한테
나 어김없이 늘어간다. 하지만 신체연령은 스스로 선택할 수 있다.

자신의 몸에 어떠한 행동을 하게 하는지, 어떤 생각을 하는지, 어
떤 환경에 노출되어있는지, 어떤 음식을 섭취하느냐에 따라 우리 몸
은 더 빠른 속도로 늙어갈 수도 있고, 세월을 거슬러 젊음을 유지하
면서 더디게 늙어갈 수 있다.

잠재의식에 끌려가는 것보다 현실의식을 강하게 작동시켜, 끌려
다니지 말고, 끌고 가는 삶을 살아야 한다.

절제하지 못하고 끌려가는 것에서 벗어나, 적당한 음식섭취와 칼로
리 제한, 몸에 독소로 작용할 수 있는 것들을 멀리하고, 적당한 운동
을 한다면 실제 나이보다 10년 정도, 아니 그 이상 끌어내릴 수 있다.

기계를 오래 쓰면 녹슬고, 고장 나서 처분해야 하는 것처럼, 우리

몸도 시간이 지날수록 산화되어 가면서, 모든 기능이 쇠퇴하게 된다. 하지만 산화되는 과정이 빨리 일어나지 않도록 하는 방법을 알고 실행하면 산화를 늦출 수 있는 것이다.

항산화제로 작용하는 음식을 섭취하고 스트레스 관리를 잘한다면 우리 몸의 산화속도를 늦출 수 있다.

장내 미생물의 적 - 스트레스

정신적, 육체적인 스트레스는 장내 미생물에 상당히 나쁜 영향을 미친다.

스트레스는 우리에게 좋은 유산균과 비피더스균을 효과적으로 죽이는 항생제이다.

생각하고 판단하고 정죄하고 계획하고 과거에 끌려 힘든 생각만을 하고 미래에 대한 생각이 없이 생활하면 아주 많은 활성산소가 생기게 된다.

앞이마의 전두엽에서 이렇게 많은 생각에 휩싸이면 시상하부, 뇌하수체가 자극을 받아 신장의 부신에 자극이 되고 스트레스 호르몬이 분비가 되어 독소 노폐물을 배출시키는 림프가 위축이 되어 전신증상이 나타나게 된다.

스트레스로 인해 활성산소가 많이 발생되고 이 활성산소는 중성지방, 고지혈증을 상승시켜 혈관이 좁아져 혈행장애를 유발하여 질병이 발생되고 동맥경화, 심뇌혈관질환이 나타나고 돌연사할 수 있는 상태가 만들어진다.

마음을 편하게 잘 다스리는 노력과 낮은 파동을 유지해야 한다. 배려하고 겸손함으로 낮아지는 자세는 활성산소를 최소화하는 데 도움이 된다.

활성산소를 제거하는 항산화제로는 보라색을 띠는 채소류, 베리류를 섭취하는 것이 도움이 된다.

19

정신적인 문제의 원인도 스트레스

스트레스가 인체에 미치는 메커니즘에 대해서는 앞에서 설명을 했다.

육체적인 문제와 정신의 문제를 이어주는 유용한 개념이 스트레스이다.

현대사회에서는 스트레스에 맞서 싸워서 이겨내는 강한 사람은 뛰어난 사람이라고 평가를 받는다. 하지만 수많은 스트레스 상황에 노출되어 있기 때문에 요즘 현대인들은 눈을 뜨면 스트레스다.

결론적으로 모든 것이 스트레스이다. 서비스업에 종사하는 사람들은 기분이 좋지 않아도 친절하게 응대해야 한다는 것도 스트레스이고, 좋지 않는 환경에 있는 것도 스트레스, 괴롭힘을 당해도 스트레스, 아무튼 모든 상황이 스트레스로 작용한다. 하지만 어떤 사람은 같은 상황이지만 스트레스로 작용하지 않는다. 배려하고 낮아지고, 남을 나보다 낮게 여기는 생각으로 모든 상황에 대처한다면, 스트레스에 최소한으로 노출되는 상태로 만들어지기 때문에, 이런 삶을 선택하는 것이 건강의 길로 가는 길이다.

사람은 적당한 스트레스로, 감정적인 기복이 어느 정도 있는 상태로 살아야 한다. 그래야 좋은 것도 알고, 슬픈 것도 알고, 이로 인해 정말 인간다운 삶을 살게 된다고 본다. 조금만 이상이 있어도 약을 처방받아 감정의 흔들림이 없는 상태가 되도록 만든다는 것은 인간 로봇이 아닐까 싶다.

스트레스에 잘 대처하면서 잘 견뎌내는 삶, 건강한 삶으로 삶의 질을 높이기 위해 노력하는 것, 어떠한 환경이나 상황에 잘 적응하여 자기 자신을 잘 경영하는 것은 공동체라는 기반에서 비롯되기 때문에 무조건 개개인의 능력만 존중하는, 그런 능력 배양을 위해 경쟁을 유도하는 것은 자제해야 하지 않을까 라는 생각을 해보게 된다.

같은 연령대에 같은 환경에 근무하는 사람 중 스트레스를 어떻게 관리하느냐에 따라 NK세포 활성도에 많은 차이가 나타난다.

현재 정신치료제로 많은 약이 나오고 있는데, 어느 누구나 약은 불안정한 상태에 있는 사람에게 처방을 한다.

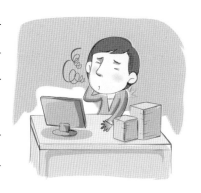

약을 복용하면 일시적으로 침착해지고 증상이 완화되지만, 이것은 근본적인 원인이 되는, 주위 환경이나 상황이 해결되는 것이 아니라 증상만 억제하는 임시방편일 수밖에 없다.

인간은 항상 즐겁게 웃으면서 일할 수만은 없다. 그것은 로봇만 가능한 일이다. 뇌에 작용하는 약은, 인간을 감정의 변화를 모르게 하는, 인간로봇으로 만들어 가는 과정일 수도 있을 것이다.

어떠한 삶이 인간다운 삶인가를 한 번 되돌아봐야 하지 않을까 싶다.

식생활의 개선 및 환경의 개선, 뇌에 필요한 충분한 영양, 미네랄의 공급으로 정신건강을 유도할 수 있도록 하여, 어떠한 삶을 살아야 할 것인지 삶의 목표를 정해 그 방향으로 나가는 것이 최고의 삶이라 생각해 본다.

21

장수유전자
스위치를
켜라

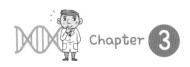

Chapter ❸

올바른 식이요법

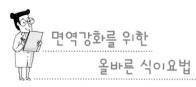

면역강화를 위한
올바른 식이요법

　　　　　　　　　　밥상머리 교육이 중요하다. 옛날에
는 밥상에서의 교육을 중요하게 생각하고 그런 교육을 많이 시켰
다. 어떤 먹거리냐에 따라 육체적인 건강과 정신적인 건강에 큰 영
향을 미친다.

　"배고픈 것보다 뭐라도 먹는 것이 낫다." 라는 아주 잘못된 생각
을 가지고 있는 사람들이 많다.

　뭐라도 아무것이나 먹는 것보다는 오히려 굶는 것이 낫다.

　건강을 위해서는 어떤 식이습관을 만들어야 할까? 건강을 위한다
면 반드시 식물영양이어야 한다.

동물성 단백질 섭취시 소화 분해 능력이 약하며 '프로스텍렌딘'이라는 호르몬이 발생하여 면역시스템을 저하시킨다.

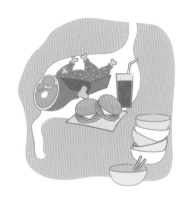

육류의 섭취는 독소 노폐물을 배출시키는 림프시스템에 문제를 일으켜 질병에 치명적으로 작용한다.

건강한 식물영양을 섭취해야 한다. 독성으로 인해 신경계를 자극하여 손상되면 안 되기 때문에 가능한 효소가 많이 함유된 식물영양을 섭취하는 것이 좋다.

완전한 식물영양인 유기농 제철먹거리가 최고의 영양가치로 효과가 있다. 그리고 다양한 식물영양을 섭취해야 한다. 15가지 이상의 다양한 종류의 식물을 섭취해야 한다.

식물화학물질이 많아야 한다. 식물화학물질인 파이토케미컬은 자외선이나 환경으로부터 자신의 생명을 보호하기 위해 만들어 내는 물질로 동물의 면역체계와 같은 역할을 한다.

세포의 손상된 DNA를 복구할 수 있는 영양이어야 한다. 손상된 DNA를 복구시키는 것은 효소의 작용에 의해 일어나기 때문에 효소가 풍부한 야채, 과일 위주의 먹거리를 섭취해야 한다.

효소를 체내에 공급해줌으로 인해, 보다 빠른 복구가 일어나기 때문에 질병의 예방과 치유에 효과가 있다.

GMO(유전자재조합농산물)
먹거리는 안전할까?

GMO(Genetically Modified Organism)는 '유전자재조합생물체'라고 하며, 그 종류에 따라 유전자재조합농산물(GMO농산물), 유전자재조합동물(GMO동물), 유전자재조합미생물(GMO미생물)로 분류된다.

현재 개발된 GMO의 대부분이 식물이기 때문에 통상 GMO농산물을 의미한다.

GMO는 유전자재조합기술을 이용하여 어떤 생물체의 유용한 유전자를 다른 생물체의 유전자와 결합시켜 특정한 목적에 맞도록 유전자 일부를 변형시켜 만든 것이다.

유전자변형 먹거리가 우리 몸에 큰 문제를 일으키지 않을 것이라 말하지만 장기적인 면으로 본다면 그다지 좋을 것은 없다.

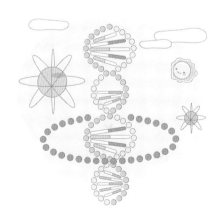

유전자재조합으로 만든 먹거리보다 자연 그대로, 제철에 나오는 것들을 섭취하도록 해야 한다.

25

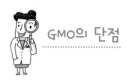

GMO의 단점

　　　　　　　　GMO식품을 장기간 섭취할 경우, 우리 인체에 어떤 현상이 나타날지 모른다는 우려가 높다.

　별 문제가 없을 것이라는 것이 일반적인 의견들로 제시되고 있지만, 생태계 교란으로 일어난 것들이, 우리 몸속의 세포와 유전자에 어떠한 영향을 미칠 수 있을 것인지에 대한 부분들은 각자 잘 생각해봐야 한다.

　GMO가 재배되면서 다른 식물들도 유전자가 옮겨가 생태계 교란 등의 문제를 일으킬 수도 있다는 것이다.

　이뿐만 아니라 특정회사가 GMO종자를 개발하고 특허권을 가지게 되어, 토종 종자가 사라지게 될 수 있는 우려도 높다.

　GMO를 생산해 내는 데는 식량난을 해소하기 위함이라 말을 하면서 합리화시키는 경우가 있는데, 실제적으로 식량난을 해소하기 위함이라 한다면, 육류의 섭취를 줄이면 쉽게 해결되는 방안이 되기도 한다.

　육류를 섭취하기 위해 동물을 사육하는 데 소요되는 식물의 양이 엄청나다는 것을 다시 한번 확인해볼 필요성이 있다.

　축산업의 증가로 지구의 온난화 및 환경의 문제가 훨씬 더 심각한 상태가 되어 가고 있다.

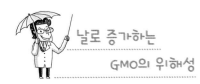

날로 증가하는 GMO의 위해성

MIT의 스테파니 세네프 박사와 엔소니 삼셀씨 등은 라운드업(대표적인 제초제)의 주요성분인 잠행성 글리포세이트가 주된 유해화학물질로서 서양식 식단에 결부해서 장 질병, 비만증, 당뇨병, 심장질환, 우울증, 자폐증, 불임증, 각종 암과 알츠하이머 질병으로 나타난다고 발표했다.

지난 20여 년 동안 글루텐질병(과민성 알레르기)이 급격하게 증가하였는데, 이는 GMO식품 소비와 관련이 있음을 발표했다.

가능한 한 GMO식품의 섭취는 줄이는 노력이 필요하다. 당장은 큰 영향을 미치지 못하지만, 장기간에 걸쳐 문제를 야기시킬 수 있기 때문에, 우리 몸에 최고의 좋은 연료를 공급시켜주는 것이 반드시 필요하다. 자신의 몸을 사랑한다면 최고급 연료를 공급해줘야 한다.

음식은 얼마나 먹어야 할까?

"한 숟가락 더 먹고 싶을 때 숟가락 놔라" "배 8부에 병 없고 배 12부에 의사 부족하다."라는 속담이 있다. 과식을 하면 병이 생기기 때문이다.

간혹 "몸에 좋지 않다는 것은 섭취하지 않고, 몸에 좋은 것으로만 많이 먹는데, 제 몸이 왜 이렇게 문제가 많을까요?"라고 물어보는 사람이 적지 않다. 문제는 과식이다. 좋은 것도 과하면 문제고, 좋지 않다고 하는 것들도 소식하면 큰 문제는 일어나지 않는다. 과식은 체내 독소를 쌓이게 하는 주범이다. 혈액을 탁하게 하고 면역력의 저하, 몸을 냉하게 만들 수 있는 원인이 된다.

옛날에는 못 먹어서 영양실조로 힘든 시기였지만, 현대인들은 칼로리 과잉으로 문제가 발생되는 경우가 대부분이다.

과식을 하게 되면, 소화작용을 원활하게 하기 위해 혈액이 위와 소장에 집중하게 된다.

반면에 다른 장기에는 혈액이 부족해지게 되는 것이다. 이로 인해 체내 독소를 배출할 수 있는 장기들이 제대로 작용하지 못해 혈액이나 체내에 독소 노폐물이 쌓이게 되고, 이로 인해 체온이 낮아지고 면역력이 떨어져 여러 가지 질병의 원인이 되는 것이다.

배가 부르면 면역력은 떨어지게 된다. 대부분의 질환은 면역력의 저하로 인해 발생된다.

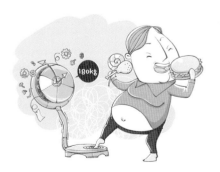

우리 몸은 공복 상태가 되어 꼬르륵 할 때 대사작용이 잘되어 면역력은 올라간다. 면역력이 올라간다는 것은 그만큼 병에 걸릴 확률이 낮아진다는 것이다.

하루 세 끼 식사와 시시때때로 간식을 먹는다면 혈액은 소화기관에 집중되고 다른 장기에는 혈액이 부족해져, 대사작용이 원활하지 않아 체온이 떨어지고 졸음이 오고 집중력도 떨어지게 된다.

심근경색이나 뇌졸중 환자들의 대부분은 발병 직전 과음이나 과식을 한 경우가 많다는 것이다.

음식은 적당하게 80%, 한 숟가락 더 먹고 싶을 때 숟가락을 놓을 수 있는 절제력이 필요하다. 일도 적당하게 80%, 운동도 적당하게 80% 정도가 좋다.

하루 세 끼 꼬박꼬박 잘 챙겨먹는 것이 건강할까?

아침 식사를 거르면 좋지 않다. 건강하게 살기 위해서는 하루 세 끼 잘 챙겨먹는 것이 건강에 도움이 된다고 하기 때문에, 많은 사람들이 아침 식사는 반드시 해야 한다고 생각하는 사람이 많다.

물론 이 말이 무조건 틀리지는 않다. 성장기에 있는 아이들이나, 육체적인 노동을 심하게 하는 사람들은 아침 식사를 해야 한다. 하지만 대부분의 성인들에게는 적합하지 않다.

많은 현대인들은 아침에 출근을 해서 불과 몇 시간 지나면 점심 식사를 해야 할 시간이 된다. 저녁 늦게까지 활동을 하면서 야식을 먹고 과식을 하게 되면 아침 시간까지 장이 비어 있지 않는 경우가 대부분이기 때문에 이 상태에서 아침식사를 하는 것은 위에 상당한 부담이 될 수 있다.

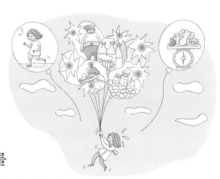

게다가 아침 식사를 간단하게 하는 것도 아니고, 과식을 하게 되면 혈액도 탁해지고, 전신에 혈액공급이 원활하게 되지 않아 오히려 창의적인 활동에 도움이 되지 않는다. 아침에는 간단하게 당근,사과주스나, 비타민, 미네랄 정도만 섭취하는 것이 좋다.

한 끼를 굶어서 섭취하는 칼로리를 줄이는 것은, 뇌 활성에 도움이 되고, 장수호르몬 분비, 노화방지(안티에이징)에 아주 효과적이다. 또한 대사증후군(내장지방증후군)을 개선시키고 예방하는 데 도움이 된다.

잘 먹어야 면역력이 올라간다고 생각하고, 또 그렇게 알고 있는 사람들이 많다. 하지만 공복 상태가 되면 대사작용이 활발하게 일어나 면역력이 올라간다.

사람이나 동물은 몸에 문제가 생기면 식욕저하 증상이 나타나고, 동물은 병이 생기면 치유될 때까지 음식을 먹지 않는다. 하지만 사람들은 "잘 먹어야 낫는다."라고 얘기하면서 어떻게든 한 숟가락이라도 먹여 보려고 애를 쓴다.

병에 걸리면, 생명 활동이 제대로 일어나도록 하기 위해, 일정한 상태를 유지하기 위한 작용으로, 식욕을 억제시키는 것이다. 그렇게 함으로써 면역력이 증가하여 스스로 치유되는 자연치유 현상이 일어나는 것이다.

사람은 평생에 식습관을 3번 바꿔야 한다. 모유를 먹이고, 이후에 모유를 떼고, 이유식으로 바꿔야 하며, 다음에 이유식에서 일반식사로 다시 한번 식이습관을 바꿔야 한다. 그리고 하루 세 끼 꼬박꼬박 먹는 것에서 하루 두 끼 식사로, 다시 한번 식습관을 바꿔서 체내 독소가 쌓이지 않도록 해야 한다.

그래서 하루 한 끼 공복 상태를 두게 되면, 체내 독소 배출도 원활하게 잘되고, 면역력도 향상되어 건강유지에 아주 효과적이다.

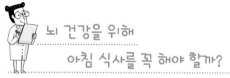

뇌 건강을 위해 아침 식사를 꼭 해야 할까?

아침 식사를 하지 않으면 집중력이 떨어지고, 공부를 하는 데 도움이 안 되기 때문에, 아침 식사는 꼭 챙겨먹어야 뇌가 제대로 움직인다고 하는데 과연 그럴 것인가? 답은 그렇지 않다.

현대인들은 한 끼 식사를 거르면 오히려 건강에 도움이 되고, 아침 식사를 하지 않는 것이 생리적으로 적합하다.

공복 상태가 되면 위에서 '그렐린호르몬'이 분비되어 식욕을 증진시킨다.

'그렐린'과 반대작용을 하는 호르몬은 지방세포에서 분비되는 '렙틴'이다. 렙틴이 증가하면 식욕이 떨어진다.

미국 예일대학교 호바스 박사는 '그렐린'이 분비되면 뇌의 해마 영역의 혈행이 좋아져서 뇌 활동이 활발해진다는 연구 결과를 발표했다. 아침 식사를 하지 않으면 뇌가 제대로 움직이지 않는다. 아침 식사를 해야 건강에 도움이 되고, 아침 식사를 하지 않으면 종일 기운이 나지 않는다 등의 말은 정확한 근거가 없다.

뇌는 영양분을 저장하는 장소가 없기 때문에 음식 섭취로 영양을 흡수시켜 바로 사용해야 한다.

하지만 음식을 섭취하지 않아도 뇌에서 필요한 영양은 체내에 축적된 영양분이 뇌로 보내지거나 필요한 영양분을 우선 뇌로 보내 활동하는 데 지장이 없도록 하기 때문에 걱정할 필요 없다.

뇌에 필요한 포도당은 공급되지 않으면 체내에 지방이나 단백질로 포도당을 만들어 사용하게 된다는 '포도당신합성'이 밝혀졌다.

나는 그래도 꼭 아침 식사를 해야겠다고 생각하시는 분들은, 아침 식사를 하셔도 된다.

하지만 굳이 아침 식사를 하고 싶지 않은데, 아침식 사를 해야 건강해진다는, 사람들의 말에 끌려 아침 식사를 억지로 하는 것은 좋지 않다.

체내 독소 노폐물이 쌓이지 않고, 제대로 잘 배출되도록 하고, 뇌 활성도를 높이기 위해서는 아침 식사를 간단하게, 비타민·미네랄로 효소를 보충하고 공복 상태를 유지시켜 주는 것이 도움이 된다.

아침 식사를 했다면 점심 식사는 간단히 섭취하고, 저녁 식사를 하지 않도록 하는 방법도 좋은 방법이다. 하루 두 끼 식사는 어떤 보약보다 낫다.

칼로리를 제한하고 소식하면
장수하고 암도 억제된다.

뇌 관련 질환, 정신과 질환을 예방하고 치유, 장수유전자를 활성화시키는 것은 칼로리를 제한하는 것이다. 그리고 암을 예방하고 치유하는 데도 효과가 있다.

칼로리 제한이 동물의 수명을 연장하고 종양 발생을 억제한다는 사실이 증명된 후, 칼로리 제한이 암 발생 억제에 도움이 된다는 결과가 지속적으로 발표되고 있다.

어떤 질병이든 발병 후에 치료하기가 만만치가 않다.

그러므로 미리 질병을 예방하여 문제가
발생하지 않도록 하는 것이 최선의 방법
이다.

병 발생 후에 정신 차리고 관리하는 것
보다, 소식을 생활화하여 발병하지 않도
록 예방하는 것이 바람직하다.

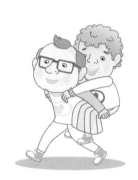

효소가 풍부한 제철 과일, 채소를 먹어야 한다.

과일이나 채소, 어패류는 수확하는
계절이 있다. 하지만 지금은 하우스 재배로 사시사철 때도 없이 생
산되고 유통되고 있고, 어류도 양식으로, 언제든지 구입할 수 있게
되었다. 한편으로 좋기는 하지만, 건강적인 측면에서 본다면, 그다
지 도움이 되지는 않는다.

봄에 수확하는 채소에는 독소를 해독하는 성분이 많이 들어 있어,
겨울철에 체내 쌓인 독을 해독하는 데 도움이 된다.

여름에 나오는 것들은, 몸의 열을 방출하여 체온을 조절해주는 역

할을 하고, 가을에 수확되는 야채, 과일은 따뜻한 성질로 겨울철 체온을 유지하는 효과를 내기 때문에 제철에 나오는 것들이 우리 몸에 제대로 작용하게 된다.

하지만 요즘은 계절에 관계없이 채소나 과일들이 나오다 보니, 어떤 것들이 제철 야채, 과일인지 구별하기 어려울 정도가 되어버렸다.

요즘 젊은 층 사람들에게 물어보면 어떤 과일이나 채소가 어느 계절에 나오는지 전혀 구분을 하지 못하는 경우가 대부분이다. 모르는 이유는 제철에 상관없이 하우스 재배로 생산되고 있기 때문이다.

제철에 햇빛 에너지를 받고 자라는 채소나 과일이 우리 몸에 영양 가치로 작용할 수 있다.

35

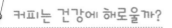

커피는 건강에 해로울까?

커피는 건강에 강력한 효과가 있다. 커피는 후벽균/의간균의 비율을 건강하게 조절하고 항균, 항산화 효과가 있다. 그리고 Nrf2라는 유전자 경로를 지원하는데, Nrf2 경로가 활성화되면 염증이 줄고 해독작용이 향상되면서 항산화물질이 만들어진다.

커피는 항산화작용의 효능이 있고, 당뇨병 발생을 억제하고, 동맥경화억제, 노화방지에 효과가 있다.

건강을 위해 여유롭게 커피를 마시는 시간을 가지는 것은 스트레스로 인해 많이 발생되는 활성산소를 없애는 항산화제로서 역할을 충분히 해낼 수 있다. 다만, 커피에 설탕이나 크림을 넣지 않아야 한다. 캔 커피와 같은 음료는 커피가 아니라는 것을 명심해야 한다.

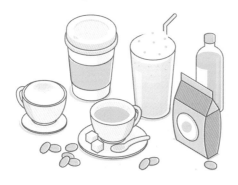

Chapter 4

장수유전자 스위치를 켜라

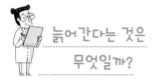

늘어간다는 것은
무엇일까?

세포생물학적인 관점에서 노화는 세포 분열의 한계로 인해 발생하는 현상이다.

노화 세포의 교체 – 인체의 세포는 매일 100억 개 세포가 죽고 태어난다. 태아 세포는 평균 50회, 성인 세포는 평균 20회 분열하고 사멸한다.

우리 몸의 대부분을 구성하는 체세포는 세포 분열 횟수의 한계가 정해져 있다. 이 한계를 '헤이플릭 한계(Hayflick Limit)'라고 부른다.

우리 몸의 세포는 평균적으로 40~60회 분열하며, 그 이후 노화하여 사멸한다.

이 노화의 원인은 유전자 끝에 붙어 있는 '텔로미어'이다.

텔로미어(telomere)는 DNA가 복제될 때, DNA 종합 효소는 DNA의 양 끝 부분을 제대로 복제하지 못하기 때문에 DNA 사슬은 복제를 할수록 짧아진다. 이 말단 복제 문제를 해결하기 위해 유전체는 말단에 반복되는 보호 서열을 두는데, 이것이 '텔로미어' 이다.

염색체들이 분해되지 않고 '텔로미어'와 효소인 '텔로머라제'에 의해 어떻게 보호되고 있는지를 발견하였다.

이 '텔로미어'가 더 이상 짧아지지 않는다면 늙지 않게 된다.

38

생명체의 유전자는
본질적으로 불안정하다.

DNA는 정보를 영구히 보관하는 것이 아니라 다양한 여러 요인에 의해 변형되고 손상될 수 있다. 최근 러시아 MIPT의 연구진인 Valeria Kogan 등의 연구원들은, 수학적인 모델 연구를 통해 유전자 발현 네트워크의 안정성이 생물학적 불멸성의 비밀일 것이라 추정했다.

전체 유전체의 관점에서

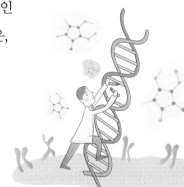

'텔로머라제'의 손실과 산화적 스트레스를 포함한 여러 요인이 유전체의 변이와 손상을 일으킨다. 이런 것들이 전체적인 유전자 발현 네트워크에 변화를 초래하게 된다.

시간이 지날수록 이런 변이는 지속적으로 축적되고, 세포 기능을 저하시키고 노화를 가속화시킨다. 하지만 생물학적 불멸성을 가지는 동물들은 산화 스트레스에 대한 감수성이나 암에 걸릴 확률이 증가하지 않는다. 이 이유는 유전자 발현 양상이 일정하게 보존되기 때문이다.

이런 동물들은 외부 스트레스에 대항하는 매우 효율적인 유전체 복구 시스템을 갖고 있을 것으로 추정한다.

질병과 노화의 큰 원인으로 작용하는 스트레스에 대한 효율적인 대처가 항노화와 건강에 밀접한 연관 관계를 가지고 있으므로, 활성산소에 노출되지 않도록 감정 조절을 잘하고 항산화제 섭취를 해야 한다.

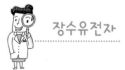

장수유전자

유전자에 문제가 발생하면 어떤 것도 치유될 수 없다고 알고 있었던 때가 있었다. 하지만 지금은 유전자적인 문제는 큰 어려움이 없이 해결될 수 있는 시대가 되어가고 있다.

기존의 유전학은 어떤 질병이나 질환은 치료되지 않는다고 했지만, 지금은 후성유전학 시대이다. 후성유전학은 잘못된 식생활 습관을 바꾸고 좋은 환경을 유지해준다면 어떤 문제든 해결될 수 있다는 것이다.

장수유전자를 활성화시키기 위해서는 어떻게 해야 할까?

첫째로 중요한 것은 세포의 문제를 일으킬 수 있는 먹거리를 삼가야 한다. 우유, 유제품, 인스턴트식품, 튀김류, 가공육, 식품첨가물이 함유된 음식, 설탕 등은 최대한 삼가야 한다. 그리고 세포들이 좋아할 수 있는 효소가 풍부한 채소, 과일, 섬유질이 많은 식이섬유, 오메가3, 견과류 등을 섭취해야 한다.

40

공복상태를
12시간 이상 유지해보자.

공복상태를 12시간 이상 주게 되면 에너지 대사 시스템이 잘 작동하게 되고, 장수유전자인 Sir2 유전자의 스위치가 켜지게 된다.

12시간 이상 공복 상태를 주기 위한 방법으로는, 점심 12시 이후에 야채, 과일 위주의 간단한 식사를 하고, 저녁 7시 이전에 저녁 식사를 한다. 그리고 점심 12시~저녁 7시 사이에 하루에 섭취해야 할 수분을 충분히 섭취하고, 저녁 7시 이후부터 다음 날 점심 식사 전 12시 까지는 아무것도 섭취하지 않는다.

이 시간에는 물도 섭취하지 말고, 만약 갈증이 나면, 물 한 모금 입에 머금고 입안을 헹구어 뱉어버려야 한다. 이렇게 하면 에너지 대사가 높아져 대사장애로 나타나는 문제를 예방하고 치유할 수 있다.

전날 수분섭취량이 부족하면 오전시간에 갈증을 많이 느낄 수 있기 때문에 수분공급을 충분히 해줘야 한다.

이 방법은 에너지 레벨을 올릴 수 있고 항노화, 장수유전자 스위치를 켜는 아주 좋은 방법이다.

41

유전자 끝에 붙어 있는 "텔로미어"

유전자 끝부분에 붙어 있는 효소덩어리인 '텔로미어'는 세포 분열을 하면서 짧아지는데, 보통 40~60번 분열하면 생명은 끝이다.

텔로미어가 짧아지지 않도록 하는 것이 항 노화와 장수의 비결이다. 텔로미어는 효소덩어리이기 때문에 효소가 많이 들어 있는 음식을 섭취해야 한다. 중요한 것은 어떤 것을 먹느냐도 중요하지만, 먹지 말아야 할 것을 잘 알고 절제하는 습관을 들여야 한다.

'텔로미어'가 짧아지는 음식은 육류, 가공육, 흰빵, 가당음료, 탄산음료, 술, 담배, 인스턴트식품, 식품첨가물이 많은 음식들이다.

'텔로미어'가 길어지고 빨리 짤리지 않도록 하는 음식은 장수유전자에 도움이 되는 먹거리와 일치한다. 해조류, 채소, 과일, 오메가3, 녹차, 섬유질, 견과류 등이다.

우리 몸에 독소물질로 작용하는 것들은 세포손상을 일으키고, 이로 인해 유전자와 '텔로미어'에 문제를 일으키기 때문에 독소로 작용하는 먹거리는 최소화해야 한다. 그리고 충분한 영양공급을 해주는 것이 장수의 비결이다.

독소로 작용하는 먹거리는 직접적으로 섭취하지 않더라도 또 다른 경로를 통해 우리 몸에 들어올 수밖에 없는 구조로 되어 있다. 그래서 중요한 것은 모든 독소를 차단할 수 없기 때문에, 이 독소가 체내에 쌓이지 않도록 하는 것이 더 중요하다.

매일매일 몸을 씻고 청소하는 것처럼 우리 몸도 매일 매일 청소를 해준다면 질병에 노출되지 않고 건강한 삶을 살 수 있을 것이다.

평생 살 안찌고
장수유전자 스위치를 켜라.

첫째, 모든 동물성 식품을 제한해야 한다. 육류, 계란, 우유, 유제품, 각종 동물성 기름 등의 고지방 음식을 삼가야 한다. 우유가 건강유지에 필수적이라 생각하는데 우유의 단백질은 오히려 뼈 손상을 일으키고 골다공증과 아토피, 알레르기의 원인이 된다.

동물성 식품에는 비타민, 미네랄이 아주 부족하고, 식이섬유가 전혀 없다. 단백질 함량은 너무 높아 신장에 많은 부담을 주게 된다. 장면역을 위해서는 식이섬유가 반드시 필요하다.

둘째, 밀가루 음식을 줄여야 한다. 통곡물을 갈아서 분말로 만들면 탄수화물의 흡수되는 양이 급격하게 늘어 인슐린과 혈당이 올라간다. 가루로 만든 음식은 칼로리 흡수를 증가시켜 인슐린과 혈당을 3~4배 올리게 된다.

셋째, 설탕을 절제해야 한다. 당을 많이 섭취하게 되면 지방을 태우기가 어렵다. 그리고 인슐린 분비를 촉진하게 되므로 지방량이 증가하게 된다. 요리를 할 때 설탕을 사용하는 것은 삼가야 한다. 설탕과 지방이 섞여 있는 수많은 먹거리를 멀리 해야 한다.

넷째, 신선한 과일을 섭취해야 한다. 과일을 가공해서 만든 과즙이나 주스에는 식이섬유가 제거되기 때문에 제철에 나오는 신선한 과일을 섭취하는 것이 좋다.

43

다섯째, 식단에 녹황색 채소가 항상 올라오게 해야 한다. 빨리 살을 빼고 싶다면 녹황색 채소를 많이 섭취해야 한다. 칼로리가 낮은 과일과 채소는 힘들이지 않고 살을 뺄 수 있는 가장 좋은 방법이다.

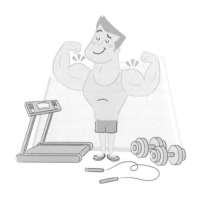

Chapter 5

질병과 노화의 원인
- 독소

질병과 노화의 원인은 영양불균형과 몸속에 쌓인 독소 때문이다. 독소가 세포막, 핵막에 쌓여 막 기능을 저하시킨다.

이 막 기능이 저하되면 해독시스템과 효소작용의 방해가 일어난다. 이렇게 되면 세포의 미토콘드리아 기능이 저하되어 세포의 에너지 생산능력과 신진대사 기능이 떨어지게 된다.

대사 기능이 저하되면 오장육부의 기능이 저하되어, 만성 염증 상태가 되고, 자연치유능력이 떨어지게 된다.

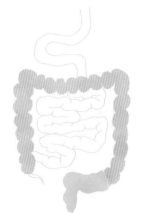

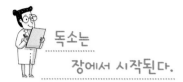

독소는
장에서 시작된다.

　　　　　　　화식 및 인스턴트식품, 육류, 가공
육, 식품첨가물이 많이 함유된 음식, 튀김류, 우유, 유제품, 식이섬유
가 결핍된 식사로 인해 장에서 독소가 많이 발생된다.

　장에서 발생되는 암모니아는 신경장애, 악성 종양을 유발하고, 인
돌성분은 암 유발, 페놀은 부식성 독소로 장 점막을 훼손시키고 '스
카틀'은 혈관계 및 중추신경계의 기능 저하에 관여한다.

　장내에서 발생되는 독소로 부패균이 성장하고 이로 인해 자가 중
독이 일어나 조직 및 세포 파괴로 면역기능에 혼란이 일어나 암, 염
증, 자가면역질환 등이 발생하게 된다.

　장내 유해균이 많아지면, 장내 생태계가 파괴되면서 장내 부패는
더 심해지는데, 음식을 과식하면 장내에서 부패하게 된다. 특히 육류
를 많이 섭취하게 되면, 부패와 독소 발생이 심해지게 된다. 장내에
유해균들은 음식물을 부패시켜서 수많은 독소를 발생시키게 되는
것이다. 나쁜 식습관과 생활습관은
장내 유해균을 증식시키고, 수많은
독소를 발생시켜 장누수증후군을
유발하게 된다.

　장누수증후군으로 독소가 혈관
으로 들어와 전신에 순환이 되므로,

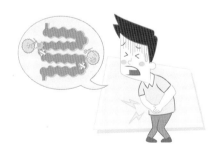

수많은 질환에 노출되게 된다. 이 장 융모의 틈이 벌어진 것을 막아주는 역할을 유산균이 하기 때문에 장누수증후군이 있는 사람들은 식이섬유와 유산균 섭취를 하면서 식습관을 바꿔야 한다.

고대 그리스의 의성 히포크라테스도 많은 질병은 체내에 쌓여 있는 독소로부터 온다고 했다.

록펠러의학연구소 알렉스 카렐 박사팀이 병아리 심장조직을 배양액에 넣고 매일 노폐물을 제거하고 새로운 영양분을 공급했더니 29년째 살아 있다가, 노폐물액 교환을 하는 것을 잊어버리고, 노폐물 교환을 해주지 않아 세포는 사망했다. 이 액을 매일 교체하여 깨끗이 하고 세포에 영양을 충분히 공급해준다면 세포는 죽지 않는다.

이렇듯 우리 몸도 체내 독소 노폐물이 쌓이지 않도록 주기적으로 청소해 준다면 자연치유력이 증가하고, 건강한 몸 상태를 지속적으로 유지할 수 있다.

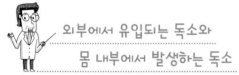
외부에서 유입되는 독소와
몸 내부에서 발생하는 독소

외부에서 체내 독소로 작용하는 것은 환경호르몬, 방부제, 방사능, 중금속, 전자파, 음주, 흡연, 인스턴트식품, 패스트푸드, 오염된 음식과 공기, 소음과 빛 공해, 스트레스

등에 의해 발생된다. 내부 독소는 신진대사로 인해 발생되는 독소와 노폐물, 활성산소에 의한 것이다. 이러한 독소로 인해 지방간, 숙취, 비만, 구취, 피부질환, 각종 대사성 질환 등이 발생하게 된다.

식품첨가물의 독소

구분	용도	위해성
아스파탐	빙과류, 청량음료, 과자, 요구르트, 스낵류, 저지방우유	암 유발 추정
스테비오사이드	빙과류, 어묵, 건어물, 간장, 소주, 청량음료	알코올과 화학 반응해 유독물질 생성
안식향산나트륨	피로회복제의 방부제	DNA 손상으로 간경변, 파킨슨병 유발
아질산나트륨	육가공품의 변색 방지제	단백질과 결합해 암 유발
향료	과자, 청량음료, 약, 빵의 맛과 향	암 유발 논란
타르 색소	과자, 청량음료, 약, 빵, 빙과류의 착색료	간 독성, 복통, 메스꺼움, 천식과 암 유발
아황산나트륨	과자, 빵의 표백제	두통, 복통, 메스꺼움, 기관기염 유발

독소물질이 어떻게 만들어질까?

- 배설 기능의 저하로 인한 숙변
- 무리한 다이어트의 반복으로 장 기능 저하
- 과다한 체력소모
- 스트레스
- 항생물질의 남용
- 운동 부족
- 늦은 밤의 식사
- 수분섭취 부족
- 과식 및 폭식
- 환경오염물질
- 인스턴트식품, 가공식품
- 음주 및 흡연 등에 의해 발생된다.

49

난치성 질환의 증가원인 – 독소

대부분의 난치성 질환은 환자의 몸에
무엇인가 부족해서 발생하기보다는 콜레스테롤, 중금속, 화학물질,

오염물질 등 음식 독소와 인체의 대사산물인 독소를 효과적으로 제거하지 못해서 발생하게 된다.

영국 왕립아카데미 내과 의사들은 "모든 질병과 장애의 90%는 장속의 배설물들에 의해 영향받은 깨끗하지 않은 장에서 직간접적으로 발생한다."라고 한다.

입에서부터 항문까지는 하수관이다. 하수관은 막히면 문제가 된다. 항상 뚫려 있어야 하는 것처럼 우리 몸의 장은 항상 막힘이 없이 뚫려져 있어야 한다. 숙변이나 독소물질로 쌓여 있으면 이로 인해 세포 손상과 변이로 인해 수많은 질환이 발생하게 된다.

50

독소 - 처방약으로 인해 결핍되는 영양소

우리의 가장 위험한 적은 통증이 아니라 약물이다. 약물은 우리 몸에 이롭게 작용하는 부분도 있지만, 대부분 근본적인 치유물질은 아니다.

거의 대부분의 약물은 질병의 원인을 몸속 더 깊은 곳으로 옮겨 놓는다. 생명을 위협하는 질병의 증상을 내부로 깊게 숨기는 것도 위험하지만, 용량을 초과하거나 잘못 사용되는 것도 심각하게 위험한 일이다.

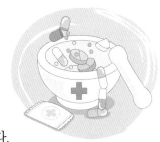

💊 **혈압약**	칼슘, 마그네슘, 소금, 비타민B군, 코큐텐 등
💊 **당뇨약**	비타민E, 비타민B12, 코큐텐 등
💊 **위염약**	비타민B12, 엽산, 비타민D 등
💊 **심장약**	칼슘, 마그네슘, 인 등
💊 **콜레스테롤약**	코큐텐, 오메가2, 비타민ADEK, 엽산, 철분, 칼슘, 마그네슘, 인, 아연, 베타카로틴 등
💊 **통풍약**	비타민B12, 칼슘, 소금, 칼륨, 인, 베타카로틴 등
💊 **항염진통제**	엽산 등
💊 **피임약**	비타민B1236, 비타민C, 엽산, 마그네슘, 셀레늄 등
💊 **항암약**	거의 모든 영양소

51

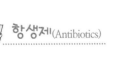

항생제(Antibiotics)

항생제가 가축의 사료로 사용되고 있다. 사료에 항생제를 첨가하면 가축의 성장을 촉진시키고, 체중을 증가시킬 수 있다. 동일한 사료를 주더라도 항생제를 첨가한 사료를 먹은 가축의 몸무게가 15% 정도 더 증가한다.

이렇게 성장속도가 빨라지면 정상세포의 성장속도도 빨라지지만,

비정상적인 세포의 성장속도도 함께 빨라지면서 많은 문제가 발생될 수 있다. 어린 나이에 암이나 난치성 질환이 발생되는 원인도, 이런 항생제 남용에 의해 일어날 수 있다.

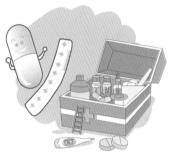

우리 몸이 스스로 이겨낼 수 있는 자연치유력을 향상시켜 면역력을 유지할 수 있도록 평소 식습관이나 의식의 상태를 잘 관리하는 노력이 필요하다.

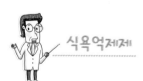

식욕억제제

많은 사람들이 다이어트를 위해 식욕억제제를 복용하는 경우가 많다. 억제제를 먹고 살을 빼고, 다시 요요현상이 일어나면 식욕억제제를 복용하게 되는데, 식욕을 강제적으로 억제시켜 정상적인 식이를 하지 않는 것은 몸의 전체적인 건강에 전혀 도움이 되지 않는다.

문제는 식욕억제제를 장기적으로 복용했을 때 문제점이나 부작용에 대해서는 확실한 임상연구도 없는 상황이다. 3개월 이상 식욕억제제를 복용하는 것은 위험하고, 장기 복용시 정신분열의 증상이 나타날 수 있기 때문에 주의를 하여야 한다.

식욕억제제의 부작용으로 정신이상, 손 떨림, 우울증, 불안감, 두근거림, 심혈관계 이상, 공격성, 환각, 메스꺼움 등의 증상이 나타나기도 한다.

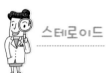

스테로이드

스테로이드제는 피부질환에 가장 광범위하게 사용되는 약이다. 특히 무좀이나 여드름, 세균성감염에 많이 활용되고 있다.

스테로이드제를 장기 복용하게 되면 교감신경의 긴장으로 아드레날린 과잉작용이 일어나게 되어, 부교감신경이 억제되고 임파구 감소로 인한 면역력 저하가 일어나며, 과립구의 증가로 활성산소가 증가하여 조직이 파괴되어 전신질환으로 이어질 수 있다. 그리고 혈압 상승, 혈당 상승, 불안감, 혈류장애 등이 발생되어 또 다른 약을 복용할 수밖에 없는 악순환이 계속 일어나게 된다.

53

장수유전자
스위치를
켜라

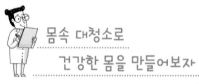

Chapter 6

독소 배출로 건강한 몸을 만들자

몸속 대청소로 건강한 몸을 만들어보자

　　　　　깨끗하게 한다는 클렌징은 인체 내에서 수십 조개의 세포들이 생명활동을 위해 일하면서 만들어지는 대사 노폐물을 몸에 축적되지 않도록 배출시켜 주어야 한다.

　배출이 제대로 되지 않고 몸에 축적되면 염증반응을 일으켜 여러 질병의 원인으로 작용하게 된다. 우리가 매일 집을 청소하고 설거지를 하는 것처럼 우리 몸도 깨끗하게 청소를 해줘서 세포들이 정상적으로 일을 잘 할 수 있는 환경을 만들어줘야 한다.

　독소로 인한 염증의 발생이 모든 병의 근원이 되는 것이다. 염증의 징후는 발열, 발진, 통증, 부종의 반응으로 나타난다.

이런 염증 반응은 인체정화 과정 중에 치유되는 과정에서도 똑같이 나타날 수 있다.

염증이 발생하게 되면 통증이 발생하게 되는데, 염증과 통증은 체내 독소가 많다는 신호를 주는 것이다. 이런 신호를 그대로 받아들이고 해독을 해서 독소가 배출되도록 해야 하는데, 당장 통증을 없애는 진통제를 섭취하게 되면 독소 배출은 이뤄지지 않고 오히려 독소는 더 쌓이게 된다. 그렇게 되면 이후 궤양으로 발전하게 된다. 궤양은 암으로 진행될 수 있으니 이상 단계로 가지 않도록 노력해야 한다.

우리 몸의 배출기관

우리 몸의 배출기관은 7개 장기에서 배출을 담당한다. 간, 폐, 대장, 피부, 혈관, 림프, 신장 이곳을 깨끗하게 해독해야 건강을 유지할 수 있는 것이다.

인체정화를 위한 내장 및 해독으로 소화기관의 정상, 호르몬과 면역 체계를 회복, 건강한 사고방식, 건강한 생활방식, 식습관조절 등의 개선으로 자연치유력이 회복되어 건강한 몸으로 회복되는 것이다.

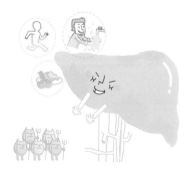

독소물질 제거 - 해독

몸에 해로운 세균이나 바이러스, 박테리아 등을 제거하고 독소들을 몸 밖으로 배출하여 신체를 정화시키고 인체에 비타민, 미네랄 등의 자양분을 공급하여 건강하게 바꾸는 것이다.

몸속 독소물질은 대부분 지방에 축적이 된다. 지방에 독소가 많이 축적됨으로 비만이 되기 때문에 비만의 해결은 굶고 적게 먹는 것이 아니라, 몸속 독소를 제거하는 해독이 우선 되어야 한다. 해독이 되어 대사작용이 정상적으로 일어나면 비만도 자연스럽게 해결된다.

중요한 것은 독소를 재흡수하지 못하게 하고, 건강에 악영향을 주는 독소물질을 혈액으로 보내는 것을 방지하는 것이다.

하루 두 끼 식사는 산삼보다 낫다

앞에서도 다룬 내용이지만 중요하기 때문에 다시 한번 언급한다. 하루 3끼 꼬박꼬박 챙겨 먹는 것이 건강에 가장 좋다는 말을 수도 없이 들었을 것이다. 하지만 몸속을 정화시키고 소화작용에 에너지를 많이 쓰지 않고 대사작용을 하는 데 에너지를 쓸 수 있도록 해주면 세포재생이 빠르게 일어나 치유반응이 지속적으로 일어나게 되므로 건강한 몸 상태를 유지할 수 있다.

중요한 것은 한 끼 식사를 안했다고 보상심리로 과식이나 폭식을 하면 절대 안 된다. 아침 식사를 하지 않는 것이 좋을지? 아니면 저녁 식사를 하지 않는 것이 좋을지? 논란의 여지는 많다. 지속적으로 저녁 식사를 하지 않는다는 것은 쉽지 않다. 그래서 습관화를 시키기 위해서, 또 장을 쉴 수 있도록 해주기 위해서는 저녁 식사를 일찍 마치고 다음 날 아침 식사를 하지 않고 점심 식사 전까지 공복 상태를 유지시켜주는 것이 좋다.

아침 식사를 했다면 저녁 시사는 금식을 해보자. 하루 한 끼 금식은 체내 독소가 쌓이지 않도록 하는 효율적인 방법이다.

58

해독이 필요한 상태

유해한 자연환경에 노출되어 체내에 독소가 쌓이고 면역력이 약해지면 자연치유능력이 현저하게 떨어지게 마련이다. 이렇게 되면 독소를 원활히 배출하지 못해 여러 질환이 발생하게 된다.

이처럼 다양한 질환을 발생시키는 체내의 독소를 배출시켜 신체 기능을 회복시키면 비만, 대사증후군, 자가면역질환 등을 개선시키는 데 도움이 될 수 있다.

특히 비만을 해결하기 위해서는 반드시 체내 독소를 제거하는 해독요법이 선행되어야 한다. 체내 독소를 제거하지 않는 다이어트는 요요현상을 유발하기 때문에 해독을 하면서 장내 유익균을 늘려야 한다.

특정음식물에 대해 알레르기 증상이 나타날 때, 구취 및 배변기능이 저하된 상태, 장기능 저하, 안구충혈, 잦은 감기, 소화불량으로 복부팽만감, 과민성대장증후군 등의 장 관련 질환이 발생하는 사람, 충동적인 과식을 하는 사람, 무기력감, 허리통증, 면역기능저하(환절기질환, 알레르기질환), 월경 전 증후군, 통증, 감염, 피부트러블, 발진, 부스럼, 뾰루지 등이 자주 발생되는 경우에는 체내 독소를 제거하는 해독이 필요한 경우이다.

59

해독과정 중 나타나는 인체의 변화

체내 독소가 줄어들고 조직 내 산소가 증가한다. 오장육부가 깨끗해진다. 혈액이 깨끗해진다.

독소 배출로 체중 감소와 수분공급이 원활해져 피부가 좋아지고 노화가 지연된다.

지방과 조직세포에 저장되어있던 화학성분, 기생충, 항생제성분, 중금속 등의 배출로 몸이 가벼워지고 정신이 맑아지며 삶의 활력이 생긴다.

비타민, 미네랄과 효소를 이용한
금식의 힘

공복 시에는 체온이 올라 면역력이 상승하고 병이 낫는다.

단식을 하면 소화 흡수를 담당하는 기관이 활동하지 않기 때문에 혈액이 전신에 원활하게 공급되어 신진대사가 활발해진다. 그러므로 체온이 올라가 면역력이 증가되어 자연치유력이 향상된다.

뇌는 간과 근육에서 분해된 글리코겐으로 만들어진 포도당을 공급받는데, 글리코겐 저장고는 필요양만 제공한다.

저장된 글리코겐이 줄어들면 근육에 있는 단백질의 아미노산에서 새로운 포도당 분자가 생성되는데 이 과정을 '포도당신생합성' 이라고 한다. 이것의 이로운 측면은 인체에 필요한 포도당을 필요시 다른 부분에서 추가하여 뇌에 힘을 더하는 또 하나의 경로를 제공한다는 것이다. 3일 정도 굶으면 간이 체지방을 사용해 케톤을 생성하기 시작하는데 이때 베타-HBA가 뇌에 효율적인 연료원이 되어 굶주리는 동안 인지기능이 연장된다.

베타-HBA는 포도당보다 더 효율적으로 ATP 에너지를 생산하는 초강력 연료라는 점이 밝혀졌다. 이는 알츠하이머나 파킨슨병 등의 문제를 일으키는 신경세포를 보호하는 작용을 한다는 것이다. 뇌 관련 질환이 있는 사람들을 보면 대체적으로 식욕이 상당히 강하게 작용을 한다. 끊임없이 섭취하는 것은 인지기능 향상에 도움이 되지 않는다. 꼬박꼬박 잘 챙겨 많이 먹는 것이 좋은 것은 아니라는 것이다.

　코코넛유를 식단에 추가하는 것만으로도 베타-HBA를 쉽게 얻을 수 있다. 베타-HBA가 항산화 기능을 향상시키고 미토콘드리아 수를 증가시키고, 새로운 뇌세포의 성장을 자극한다.

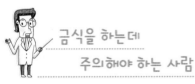

금식을 하는데 주의해야 하는 사람

- 결핵, 암 말기, 당뇨병 등으로 많이 쇠약해진 사람
- 체중 남성 40kg 이하, 여성 35kg 이하인 경우
- 위·십이지장궤양, 궤양성대장염으로 출혈이 심한 경우
- 협심증, 심근경색, 부정맥 등으로 약을 복용 중인 사람
- 활동성간염
- 자궁근종이나 난소낭종의 크기가 큰 경우
- 수유 중인 산모
- 스테로이드호르몬제나 항우울제를 복용하는 사람 중에서 복용을 중지하면 위험한 경우

인체 대청소를 위한 해독 방법

• 강력한 해독제는 물이다.

체내 독소 노폐물을 제거하기 위해서는 첫째 수분섭취이다. 물은 어떤 물질이든 녹일 수 있는 능력을 가지고 있다.

각자의 몸에 맞는 적당한 수분을 섭취해야 한다. 쉽게 확인할 수 있는 수분섭취량은 소변 색이 노랗지 않게 나오도록 하는 것이다. 소변색이 노란 것은 수분부족으로 생각하고 수분섭취량을 늘려야 한다.

수분섭취량은 몸무게 1kg당 30cc 정도의 물을 섭취하는 것이 좋다. 예를 들어 몸무게가 60kg이라 가정하면 수분섭취량은 60kg × 30cc = 1.8리터이다.

꼭 하루 수분섭취량을 한 번 지켜 실행해보면 배변활동도 원활하게 되고 체내 독소 노폐물이 제거되어 피부상태가 많이 좋아지는 것을 느낄 수 있을 것이다. 실행이 답이기 때문에 꼭 실천에 옮겨보길 권한다.

평소 수분섭취가 적었던 사람들은 헛배 부르고 화장실에 너무 자주 드나들게 되는데, 이게 귀찮아서 수분섭취를 중단하는 경우가 있다. 처음부터 바로 체내 흡수가 바로 되는 것이 아니기 때문에 건강을 위해 최선의 노력을 다해봐야 한다.

물은 체온과 비슷한 따뜻한 물을 섭취하는 것이 좋다. 따뜻한 물로 한 모금씩 천천히 수시로 섭취해야 한다.

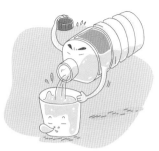

평상시 물을 섭취하지 않았던 사람들은 물 마시는 것이 너무 부담이 될 수 있는데, 이런 분들은 목표를 설정해놓고 차근차근 양을 늘려나가는 것도 좋은 방법이다.

• 해독작용이 잘 되도록 간을 혹사시키지 말자.

간에서 대부분 해독작용을 하는데 1,2단계 해독단계를 거쳐서 해독을 한다. 해독작용이 정상적으로 이뤄지도록 하기 위해서는 최적의 영양소를 공급해줘야 한다.

간에서 1단계 해독을 위해서는 비타민, 미네랄, 항산화제가 필수적이다. 합성비타민, 미네랄이 아닌 천연제품으로 비타민, 미네랄을 공급해주고, 2단계 해독작용을 위해서 대표적으로 아미노산, 글루타치온, 시스테인 물질 생성이 필요하다.

이 물질이 생성되도록 해주는 원인 물질 공급이 필요한데, 바로 단백질이다. 최적의 단백질을 공급해 줌으로 2단계 해독작용이 원활하게 일어나며, 이로 인해 체내 독소, 노폐물이 배출되는 대청소가 진행되게 된다.

63

이 과정에서 음식물 섭취는 제한해야 한다. 만약 음식물이 체내로 들어오게 되면 음식물의 분해·소화·흡수작용이 우선시되고 체내 독소의 배출작용은 보류가 되기 때문에 해독기간은 길어지게 된다.

그러므로 음식은 차단하고 단백질과 식이섬유, 비타민, 미네랄, 항산화제, 유산균, 칼슘, 마그네슘 등만 섭취하면서 해독이 될 수 있도록 해야 한다.

• 해독기간은 며칠을 하는 것이 좋을까?

며칠 해독을 하는 것이 좋을까? 해독은 날마다 해야 한다. 날마다 청소하고 설거지 하는 것처럼 우리 몸의 청소도 날마다 해야 한다. 지금까지 내 몸의 오장육부에 휴가를 한 번도 주지 않았다면 해독기간은 각자의 상태에 따라 다르겠지만 평균적으로 소장 내 상피세포가 바뀌는 기간인 7~10일 정도로 잡는다.

하지만 평소 약을 많이 복용한 사람들이나 식품첨가물이 많이 함유된 음식을 오랫동안 섭취한 경우 대략 10~15일 정도의 해독기간이 필요하다.

처음부터 너무 무리하게 하지 말고 3일, 5일, 7일 정도의 단기 목표를 설정하고 시행해 나가는 것도 좋은 방법이다.

• 해독방법

1주차(1~7일)　　: 아침, 점심, 저녁 1일 3끼를 효소, 비타민, 미네랄, 항산화제, 식이섬유, 유산균을 섭취한다. 음식은 가능한 삼가도록 한다.

2주차(8~14일)　: 아침, 저녁으로 1주차와 같은 방법으로 하고, 점심 한 끼, 효소가 풍부한 야채, 과일 위주의 식사로 소식한다.

3주차(15~21일)　: 아침은 효소, 비타민, 미네랄, 유산균, 식이섬유를 섭취하고 점심, 저녁은 간단한 야채, 과일 위주의 식사로 소식한다.

4주차(22~28일)　: 1주차에 했던 방법대로 다시 해독에 들어간다.

　해독 과정 중에 치유의 위기반응인 호전반응은 일어날 수 있는데, 불쾌감, 오심, 구토, 가려움증, 발진, 어지럼증, 설사, 변비증상, 감기 증상 등의 호전반응이 나타나는 것은 체온의 상승으로 인한 치유물질의 분비로 인해 나타나기 때문에 외부에서 원적외선 온열요법을 시행하거나, 족욕·반신욕을 병행한다면 호전반응의 기간을 단축시킬 수 있다.

　호전반응에 대한 내용은 뒤에 따로 언급하겠다.

장수유전자
스위치를
켜라

Chapter 7

자연치유력의 힘
- 면역

우리 몸을 지켜주는 면역력은 무병장수하는 데 필수적인 요인이다.

나이 들어감에 따라 면역력은 당연히 떨어지게 되는 것이 아니라, 우리 몸은 나이 들어도 그에 맞게 면역시스템이 변화되면서 유지할 수 있도록 작용한다. 하지만 이런 시스템을 스스로 잘 관리하지 못하기 때문에 면역력이 쇠퇴하게 되면서 여러 오류가 발생하게 되는 것이다.

면역력과 관계되는 곳은 흉선, 골수, 장에서 생성되는 림프구이다. 이 중에서 장의 면역시스템이 중요한 것은 림프구의 대부분이 장에 존재하기 때문이다. 그래서 장이 면역력의 80%를 담당하고 있다고 하는 것이다.

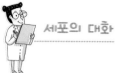

세포의 대화

유기체가 제대로 작동하기 위해서는 조정작용 기능들이 조화로운 상태를 이루도록 해야 한다. 어떤 조정작용 체계는 인접 부분에만 관여하지만 또 다른 조정작용 체계는 전 유기체를 관할하거나 공간적으로 떨어진 기관들을 서로 연결한다.

신경시스템은 신경섬유를 따라 전기신호를 보내 즉각 반응을 조정하고, 호르몬시스템에서는 신호를 전달할 때 비교적 시간이 오래 걸린다. 왜냐하면 화학적 전달물질인 호르몬을 순환계로 흘려보내 목표한 기관에 신호가 전달되기 때문이다.

세포 내에서는 3단계에 걸쳐 신호를 처리하는데, 1단계는 신호를 인식하고, 2단계는 신호를 전달, 3단계는 신호에 대한 세포의 응답 단계이다. 면역시스템은 이 신호체계가 정상적으로 잘 작동되도록 하는 것이 매우 중요하다.

열쇠-자물쇠의 원칙이 면역시스템의 중요한 원칙인데 고도의 특이성에 따라 이물질의 방해를 받지 않고 세포는 서로 다른 수많은 물질들 속에서 적합한 반응 파트너를 골라낼 수 있다.

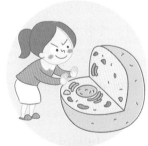

세포작용의 도구인 효소도 열쇠-자물쇠 원칙에 따라 작용한다.

우리 인간의 질병 원인 중 99% 이상이 면역체계의 기능 저하에 기인한다.

면역시스템은 우리 건강의 모든 면에 관여한다. 이 면역시스템이 잘 작동하기 위해 중요한 것은 림프시스템이다.

독소 노폐물을 배출시키는 림프시스템은 우리 인간 면역시스템의 심장이자 영혼이다.

면역력 향상을 위해 독소를 청소하고 에너지를 채워 넣는 작업이 필요하다.

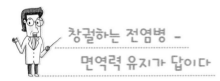

창궐하는 전염병 –
면역력 유지가 답이다

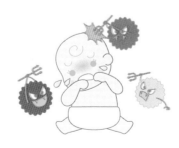

새로운 바이러스나 박테리아에 노출되면 새로운 바이러스에 대한 백신이 개발되기까지는 속수무책이다. 하지만 이 백신이 개발되기까지는 상당한 기간이 필요하다.

문제는 이 기간 동안 수많은 사람들의 생명을 유지하고 있을 수 있는 대안이 있을 것인가?

면역체계는 이러한 반응과 상황에 빠르게 인지 식별하여 통제하게 된다. 면역체계가 건강하게 잘 작동하고 있다면 바이러스에 대한 걱정은 큰 의미가 없다. 면역체계는 병원균을 인식하고 식별하여 빠르게 대처하고 효과

69

적으로 싸울 수 있도록 하여, 감염과 싸우고, 이 병원균에 대해 기억하여 다음번에는 더 효과적으로 대처할 수 있도록 하는 과정이다.

바이러스에 대한 면역

바이러스는 작은 단백질 덩어리로 몇 가지 유전물질을 가지고 있고, 단독적으로 살아갈 수 없기 때문에 살아갈 공간인 숙주가 필요하다. 그래서 체세포를 탈취하려고 그 유전물질을 사용한다.

우리 몸이 바이러스에 감염되면 면역체계는 항원을 식별하고, 학습한다. 일부 바이러스는 크게 변이하지 않지만, 감기나 독감을 일으키는 바이러스 같은 많은 종류의 바이러스는 자주 변한다. 이렇게 빠르게 변이를 보이기 때문에 감기나 독감 같은 질병은 완전히 면역체계가 유지되는 것은 불가능하게 된다. 왜냐하면 변이가 빠르게 일어나기 때문에 변이될 때마다 면역세포는 이를 기억해야 하기 때문이다.

그래서 백신이 개발되어 바이러스를 해결하는 것은 한계가 있는 것이다. 백신이 개발되는 동안 바이러스는 또 다른 변이를 하여 문제를 일으키기 때문이다.

중요한 것은 평상시 면역체계가 잘 유지되도록 관리를 잘해야 한다. 이 면역체계의 유지를 위해서는 세포의 인지, 식별, 기억의 반응이 잘 되도록 하기 위해 세포의 수용체가 잘 형성되도록 하는 채소, 과일, 버섯류의 음식을 섭취하고, 세포에 문제를 일으키는 육류, 가공육, 인스턴트식품, 식품첨가물이 함유된 먹거리는 최대한 삼가야 한다.

면역전달인자(트랜스퍼 팩터)

면역전달인자인 '트랜스퍼 팩터'는 아미노산의 짧은 가닥 및 작은 RNA(리보핵산)의 조각들이다. '트랜스퍼 팩터'는 면역시스템의 중요한 역할을 하는 T세포 내에서 생산된다.

'트랜스퍼 팩터'는 면역전달인자로 자연적인 과정으로 감염되는 동안, 특정 바이러스와 박테리아를 목표로 하는 '트랜스퍼 팩터'가 생성된다. 감염된 환자에게서 바이러스에 대해, 인지하여 기억한, 트랜스퍼 팩터를 추출해 같은 바이러스에 노출된 사람이나 동물에 넣어주게 되면 면역시스템이 빠르게 반응하여 치유가 빠르게 일어난다.

이 '트랜스퍼 팩터'를 받은 사람의 몸은 마치 자신의 신체 내에서 트랜스퍼 팩터가 생성된 것처럼 반응하게 되는 것이다.

'트랜스퍼 팩터'는 세포 내 감염과 싸우는 동안 백혈구에 의해 만들어지는 것이다. 그래서 보충제 형태의 '트랜스퍼 팩터'는 신체의 감염을 빨리 해결하는 데 도움을 준다.

71

이것은 백신과 유사한 방식으로 작용하여 신체가 감염되는 것을 막아주기 때문에 면역의 핵심요소로 작용하게 된다.

이번에 큰 이슈가 된 코로나 바이러스와 같은 문제는 앞으로 지속적으로 발생하게 될 것이다. 이런 문제를 해결하기 위해 유전자재조합의 기술을 이용한다고 하지만, 순식간에 확산된 것을 빠르게 대처할 수 없기 때문에 미리 감염되는 것을 막아주고, 백신과 유사한 방식으로 작용하도록 면역체계를 건강하게 유지하는 것이 생존의 최선의 방어선이다.

Chapter 8

생명유지의 필수물질
-효소

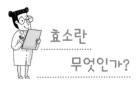

효소란
무엇인가?

생물은 체내에서 필요한 다양한 물질을 화학반응으로 만들어 낸다. 이런 작업을 수행하는 데 반드시 필요한 것이 효소다. 화학반응을 일으킬 때 효소가 있으면 만들고자 하는 물질만을 정확하게 만들 수 있다.

생물이 섭취한 것을 소화시킬 수 있는 것도 다양한 효소가 음식의 분해를 돕기 때문이다. 하지만 효소가 없으면 불필요한 물질이 많이 생기게 된다. 효소는 원료에서 필요한

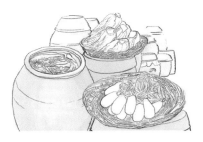

것만 정확하게 만드는 장치라 할 수 있다. 모든 기관에 생명력을 전달시키는 것이다.

효소는 단백질 분자로, 이들 분자는 체내에서 음식을 소화시키고 뼈와 피부를 생성하며 해독작용을 돕는 등 체내에서 중요한 활동을 한다.

효소는 고온에 가열을 하면 대부분 파괴되기 때문에 48도 이상의 온도에 넣어 요리를 하거나 가열하지 않는 생야채, 과일을 섭취하는 것이 좋다. 낮은 온도에 여러 번 데쳐서 먹는 지혜가 필요하다.

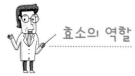

효소의 역할

• 몸에서 효소가 아주 중요한 역할을 한다.

사람이 수명을 다할 때까지 건강하게 젊음을 유지하면서 살아갈 수 있도록 해야 하는데, 이렇게 건강하게 대사작용이 잘 되도록 하는 데 중요한 역할을 하는 것이 효소이다.

효소는 인체 내에서 작업자, 노동자, 기술자로서의 역할을 한다. 그래서 생명활동은 효소 없이 일어날 수 없다. 세포의 분열, 수정, 발육, 소화, 영양공급 등 수많은 역할을 한다.

암 환자의 혈액에 효소를 공급하게 되면 암과 싸우는 것을 도와준다. 이런 효과는 여러 가지 식물과 동물로부터 얻은 효소를 복합처방하면서 발견하게 되었다.

• 효소의 결핍은 병을 유발하며, 빨리 늙게 한다.

체중조절과 배변의 조절이 중요하고, 이를 위하여 적절한 식이요법을 시행하여야 한다.

생선과 신선한 과일과 채소의 섭취는 늘리고 동물성 지방은 줄이며 효소를 결핍시키는 흡연과 과도한 커피의 섭취는 제한하고 효소의 작용에 중요하다고 알려진 비타민과 미네랄을 균형 있게 공급하여야 한다. 이러한 조치가 혈관질환, 림프종, 대상포진, 상처, 염증질환에 효과가 좋다.

암이나 난치병과 같은 질병의 치료에 보조요법으로 효소가 쓰이고 있고 또한 건강한 사람이라고 해도 건강의 지속적인 유지와 노화의 지연을 위해 효소를 섭취해야 한다.

특별한 질병이 없어도 피로회복이나 건강을 위해 비타민제를 복용하는 것과 같이 효소를 섭취해야 한다. 일부 선천적으로 특정 효소가 결핍된 상태로 태어나는 경우도 있지만 대체로 어렸을 때나 청소년기에는 우리 몸속의 효소보유량이 풍부하다.

소화효소의 분비도 충분하다. 그러나 늙어갈수록 소화흡수에 어

75

려움을 겪게 된다. 또한 혈액순환이나 면역과 관련한 효소의 양도 풍부하여 청소년기에는 중풍 등의 혈액순환 관련 질병도 거의 없고 감기 등의 병에 걸려도 노인들보다 빨리 낫는다.

그러나 나이가 들면서 효소의 함유량은 급격히 줄어들어 몸의 신진대사가 확연히 떨어지게 된다. 실제로 조사한 바에 의하면 침 속의 효소가 60대에는 20대에 비해 30분의 1 정도라고 한다.

이와 같이 효소가 부족한 상태에서는 병에 걸렸을 때 약을 처방하여도 제대로 듣지를 않는다. 즉, 나이가 들수록 몸속의 효소보유량이 줄어들면서 젊었을 때는 없던 갖가지 퇴행성 질병이 생기고 약을 먹어도 잘 듣지 않는 만성질환인 경우가 많다.

만성질환을 다스리기 위해 항상 약을 먹어야 하는데 대부분의 약은 화학적으로 합성한 것이어서 부작용이 있는 경우가 많다.

약이 작용하고 난 후 분해 배출되어야 하는데 분해가 어려워 몸의 각 기관, 특히 위장관, 간, 신장을 나쁘게 하든지 혈액순환과 면역계에 영향을 미쳐 이차적인 병을 유발하는 악순환을 겪게 된다.

따라서 효소를 보충하여 몸의 신진대사를 원활히 함으로써 자연치유력을 높여 주는 것이 질병 치유의 방법이 될 수 있다.

효소는 특정 증상을 없애기보다는 영양흡수, 염증제거, 혈액순환, 면역증대 등의 근원적인 체질을 개선하는 것이기 때문이다.

그러므로 비만치유에 있어서 반드시 체내의 효소작용이 제대로 되었을 경우 요요현상이 없는 확실한 비만관리를 할 수 있는 것이다.

효소의 생리작용

• 소화흡수작용

침 속의 아밀라제로부터 위, 소장을 거치면서 프티알린, 펩신, 트립신, 에렙신, 리파아제 등의 효소가 나와 각종 영양소를 분해하여 흡수하기 쉬운 상태로 만들어 세포의 영양분 및 장기의 에너지로 흡수시킨다. 소화흡수기관에서 여러 가지 효소를 만들어 혈액을 통하여 전신으로 보낸다.

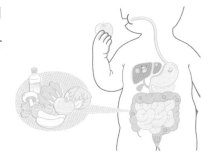

• 해독살균작용

체내의 독성을 제거하고 세균을 제거하는 기능을 가진다.

효소는 특히 간 기능을 강화시켜 외부로부터 들어오는 독소를 분해하여 해독시키고, 화농균에 대한 강력한 살균력을 가지고 있다.

• 혈액정화작용

탁해진 혈액을 깨끗하게 정화시켜 혈액을 맑게 하여 산소와 영양 공급을 원활하게 한다.

77

혈액 속의 독소, 노폐물을 분해·배설시키고 혈액 속에 많은 콜레스테롤을 용해·조절하여 약 알칼리성 혈액으로 개선시키며, 혈액의 흐름이 좋아지도록 돕는 작용을 한다.

• 세포부활기능

세포 분열을 촉진하여 세포재생기능과 세포의 기능을 촉진하는 작용으로 괴사된 세포를 활성화시켜 조직의 기능을 빠르게 원상회복시킨다.

세포의 대사기능을 활성화시켜 낡은 세포와 새로운 세포를 교체시킨다. 세포의 글리코폼을 형성시켜주는 영양소와 함께 섭취하게 되면 세포를 정상세포로 만들어주는 데 좋은 효과가 있다.

야채, 과일, 버섯류 등을 섭취하는 것이 세포건강에 도움이 된다.

• 분해배출작용

독소와 체내의 노폐물 등을 분해하여 배출시키는 작용이 있다.

병이나 염증으로 인해 발생된 노폐물, 세포에 쌓인 공해물질 등을 분해하여 땀이나 소변, 대변을 통하여 체외로 배출시키는 작용이 있다.

• 항염·항균작용

체내에 번식하는 유해균의 발육을 저지하고 유익한 균의 번식을 돕는 기능이 있다. 염증이 나타나면 효소가 백혈구를 운반하고 활동을 도와 세포에 자연치유력을 높여주고 소염작용을 촉진시킨다.

• 자연치유력 향상

면역력을 강화시키고 질병의 회복을 빠르게 하여 감염을 억제시키는 기능이 있다. 효소는 원료의 종류가 많을수록 다양한 효소를 포함하게 된다. 그러므로 수십 종의 식물성 재료를 사용한 효소는 단일효소와는 달리 많은 종류의 효소가 복합되어 있어 단일식품의 효소보다는 활성도가 아주 높다.

체질적으로 일시적으로 몸 상태가 더 나빠지거나, 설사, 발진 등의 반응이 나타날 수 있으나 이는 명현현상으로 복용량을 조절하여 섭취하거나 체온을 올릴 수 있는 여러 온열요법 등을 시행하면 최소화시킬 수 있다.

• DNA 복구작용

손상되거나 잘못 결합된 DNA를 찾아 잘라내고 연결시켜주는 작용을 하여 정상적인 DNA 구조로 만들어주는 작용을 한다.

79

효소의 균형과 건강

효소는 적당한 체온과 체액의 산도, 적당한 보효소인 유기산과 미네랄을 갖춰야 활발한 작용을 한다. 이런 적절한 조건이 갖춰지지 않으면 면역력이 떨어져 여러 질환이 발생하기 쉬운 상태가 된다.

효소가 체내에서 활성도가 떨어지는 이유는 산성식품 위주의 식생활과 가공육, 인스턴트식품, 식품첨가물 등의 섭취로 인한 것이다. 효소는 pH7.4 정도에서 가장 활성이 강하다. 그러므로 식생활 패턴을 바꿔 효소 부족으로 나타날 수 있는 질병을 예방·치유될 수 있도록 효소로서 기능을 수행할 수 있는 활성도가 높은 효소를 공급하여 균형을 바로잡아 줘야 한다.

생명유지의
필수물질인 효소

효소는 단순한 단백질이 아닌 활성을 지니고 있는 단백질이다. 효소는 모든 기관에 생명력을 전달시키는 것이다. 아무리 좋은 것들을 섭취하더라도 이를 전달시켜주는 물질이 없다면 비타민, 미네랄 등은 단지 어떠한 하나의 물질에 불과하게 되는 것이다.

효소는 단백질 분자로, 이 분자는 우리 몸속에서 음식을 소화시키고 뼈와 피부를 생성하며 해독작용을 돕는 등 체내에서 중요한 활동을 한다. 효소는 대부분 48~55도 이상의 고온에 가열되면 파괴되어 효소는 더 이상 그 기능을 할 수 없다.

단백질 분자나 영양은 존재하더라도 효소는 생명력을 잃게 된다. 단백질 분자는 효소활성의 매개체일 뿐이고, 효소는 단순한 단백질 분자가 아니라 보이지 않는 활성에너지 요소이다.

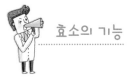

효소의 기능

건강하게 장수하는 데 도움이 되는 중요한 물질로 작용하는 것이 효소이다. 효소는 우리 몸속에서 머슴으로서 역할을 한다. 궂은일이든, 좋은 일이든 우리 몸에서 필요한 일이라면 어떤 것이든 해내는 작업자, 기술자이다. 여러 분야에서 적절하게 일하는 효소들이 필요하다.

우리 몸을 깨끗이 정화시키는 해독작용을 하는 중요한 청소부로서의 역할까지도 수행한다. 그래서 효소는 우리 인체 내에서 작용하는 모든 활동에 관여한다. 결국 효소 없이는 생명도 끝이다.

인체 내 존재하는 효소는 현재까지 밝혀진 바로는 약 3,000종류의 효소가 약 300만 가지의 일을 수행하고 있다.

　일반적으로 효소는 한 가지 역할만 수행하는 1:1의 화학반응을 한다. 단백질분해효소는 지방을 분해하지 못하며, 지방분해효소는 전분을 분해하지 못한다. 이것을 '효소의 특이성'이라 한다. 효소는 대상이 되는 물질에 작용하여 그 물질을 다른 물질로 전환시키며 자기 자신은 변화하지 않는다.

　건강한 삶을 위해 몸속 효소가 고갈되지 않도록 효소가 풍부한 먹거리로 식생활 패턴을 바꿔야 한다.

효소와 비타민과 미네랄

　　　　　　　　　　　　각 세포에 필요한 에너지인 비타민과 미네랄, 효소는 건강유지에 중요한 물질이다. 비타민은 정상적인 발육 및 생리기능을 유지하기 위해서 없어서는 안 되는 유기화합물이다.

　미네랄은 몸의 일꾼인 효소를 움직이는 주인으로 작용한다. 소량 필요하지만, 신체를 구성하고 신체의 성장, 유지 및 생식에 꼭 필요한 무기화합물이다.

　에너지의 활성은 미네랄에 의해 결정되는데, 생물이나 무생물이나 에너지 없이는 움직일 수 없다. 태양이 만드는 에너지를 몸속으로 전달받는 것이 미네랄이다.

체내 미네랄 양이 감소하면 에너지를 받아들이는 양이 줄어들어 순환이 제대로 이뤄지지 않아 비만이 되는 것이다.

미네랄이 없으면 수많은 비타민, 호르몬은 제대로 작용을 하지 못하게 되기 때문에 아주 작은 양의 미네랄은 우리 몸의 중요한 역할을 한다. 미량으로 큰 힘을 발휘하는 미네랄은 건강을 유지하기 위해서는 매일 42~78가지를 섭취해야 한다.

미량원소인 아연, 동, 망간, 크롬, 요소, 코발트, 셀레늄, 몰리브텐이 8가지를 필수 미량원소라 한다. 과거에 오염원소라고 생각한 주석, 니켈, 불소, 납, 카드뮴, 비소 등도 미량이나마 필요하다는 것을 알게 된 후 미량원소로 불린다.

사람에게는 29종류의 미네랄이 필요한데, 우리가 살고 있는 땅에는 미네랄이 부족한 상태이기 때문에 야채, 과일을 통해 필요한 미네랄을 충분히 섭취하기 어려운 실정이다.

그래서 음식을 아무리 많이 섭취하더라도 영양소는 편중되어 있고, 부족한 상태이다.

주요 미네랄로는 칼슘이 특히 부족하며, 철분도 마찬가지다.

균형 있는 영양공급을 충분히 해줘야 하고, 식습관을 바꿔야 최적의 건강 상태를 유지할 수 있다.

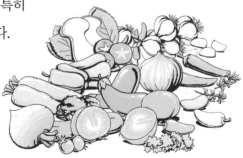

첫 번째는 풍요 속의 빈곤이다. 칼로리가 높고 자극적인 음식을 많이 섭취하고, 조리과정 중 영양의 손실이 많은 인스턴트식품이나, 패스트푸드 등을 섭취하기 때문이다. 비타민과 미네랄, 효소가 풍부한 생야채, 과일 등의 섭취를 늘려야 한다.

두 번째로는 농산물 재배환경의 변화로 야채나 과일에 영양소 함량이 예전에 비해 현저하게 줄어들었다는 것이다. 3~10배 이상으로 영양소 함량이 줄어 예전에 비해 엄청난 양의 야채, 과일을 섭취해야 필요한 영양을 공급받을 수 있다는 것이다.

세 번째로는 비타민과 미네랄, 효소의 소모량이 증가했다. 정신적 스트레스, 육체적 피로, 환경오염물질의 증가, 급변하는 기후에 적응하는 데 많은 양의 비타민, 미네랄이 소모되기 때문에 상당히 부족한 상태에 처해 있는 것이다.

미네랄은 기억력, 판단력, 집중력에 도움을 주어 학습능력을 높여준다. 특히 미네랄 중 아연이 부족하면 집중력, 기억력, 두뇌활동이 저하되고, 아토피 피부염 악화 등 다양한 문제를 일으킨다.

칼슘이 부족하면 주의력이 산만해지고 불안하고 초조해진다. 칼슘은 뇌세포의 신경안정제로서 흥분을 빨리 가라앉힌다.

마그네슘은 정신적인 흥분을 가라앉혀주고 스트레스를 적게 받도록 해주기 때문에 천연신경안정제로서 역할을 한다.

비타민과 미네랄의 대표적 기능

■ 비타민의 대표기능

- 비타민A : 세포건강, 눈, 피부, 점막세포 형성
- 비타민A, C, E : 활성산소로부터 세포를 보호
- 비타민B군 : 섭취한 음식물을 분해하여 에너지 생성, 조혈과 피부에 작용
- 티아민(비타민B1) : 당대사에 관여하며 효모, 밀, 굴, 표고버섯에 많이 함유
- 지방, 탄수화물, 단백질 대사 : 비타민B2, 나이아신, 판토텐산, 비오틴
- 비오틴 : 유황성분함유 - 장내 미생물에 의해 합성. 동·식물에 널리 분포되어 있고 특히 간, 신장에 다량 함유되어 있다.
- 판토텐산(B5) : 에너지 대사에 관여하여 항체 형성을 촉진한다. 항스트레스작용, 혈압강하
- 나이아신 : 비타민B 복합체로 뇌신경계, 소화기계, 피부질환의 회복에 도움이 된다.
- 비타민B6, B12, 엽산 : 호모시스테인 유지 - 아미노산 분해 시 나오는 호모시스테인을 무독화

85

- 호모시스테인 수치가 높아지면 혈관벽을 파괴하고 혈액순환 방해로 심혈관 질환, 동맥경화, 치매의 발생이 높아질 수 있다.
- 비타민D, K : 골격건강

■ 미네랄의 대표기능

- 미네랄은 에너지를 전달하는 생명의 꼭짓점이다.

건강은 생체전기 활성도를 나타내고 생체전기 에너지의 활성은 미네랄에 의해 결정된다. 생명체는 생체전기 에너지 없이는 움직이지 못한다. 미네랄은 광물질이며, 무기영양소이다.

- 미네랄은 효소를 움직이는 CEO로서 역할을 한다.

효소는 수많은 각기 다른 정보 에너지에 의해 움직인다. 효소는 단백질이고, 한 가지 효소는 한 가지 일만 할 수 있는 1:1의 화학반응을 한다.

이 수많은 효소반응은 미네랄에 의하여 이루어진다. 특히 마그네슘과 아연은 각각 300여 가지 효소반응에 관여한다. 그러므로 효소가 처리하는 일의 양과 질은 미네랄이 관여한다. 그래서 좋은 미네랄은 좋은 효소를 만들고, 나쁜 미네랄은 나쁜 효소를 만들게 된다. 인체 내의 필요한 미네랄은 약 4%정도인데 중요한 것은 미네랄의 밸런스이다. 이 밸런스가 무너지면 많은 질환에 노출될 수 있다.

• 미네랄이 없으면 비타민, 단백질도 소용없다.

미네랄이 없으면 수많은 비타민, 호르몬은 아무런 작용을 하지 못한다. 이온상태의 미네랄은 활성물질의 중심이며, 이 활성물질인 미네랄이 없으면 단백질(아미노산)은 어떤 기능도 할 수 없다.

• 우리 몸의 생체전기 에너지 이동은 이온미네랄에 의해 전달된다.

미네랄은 원자 상태로서 각각의 원소이며, 하나이 무기영양소이다. 이온이라는 것은 그리스어로 "이동한다" 라는 뜻인 ionai에서 유래되었다. 이온 미네랄이란 전기를 띤 움직이는 무기 영양소이다. 미네랄이 녹아 있는 물은 전기가 통한다. 그래서 이온화되지 않는 미네랄은 생체전기전도가 일어나지 않기 때문에 우리 인체에 무용지물이 된다. 에너지는 이온 미네랄에 의해 움직인다.

• 중금속 배출을 위해서는 미네랄의 밸런스가 중요하다.

토양의 산성화에 의한 미네랄 부족과 환경오염에 의한 중금속의 문제는 심각한 수준이다. 중금속은 체내 축적되어 단백질의 변형을 유발하고, 신경교란에 의해 면역체계의 혼란과 신경계의 혼란을 일으킨다.

87

중금속의 체내 축적이 되지 않도록 하고, 중금속 배출을 위해서는 미네랄의 균형이 중요하다.

• 미네랄의 생체전기 작용에 의해 우리 몸의 모든 세포는 수축과 이완 작용을 한다.

세포의 수축작용은 칼슘, 이완작용은 마그네슘이 관여한다. 심장이 뛰고, 혈관이 수축과 이완작용을 하게 된다. 미네랄의 부족은 자율신경계의 기능을 저하시켜 신경과민, 기억력저하, 근육경련, 변비, 눈 떨림, 심장질환, 고혈압 등의 증상으로 나타날 수 있다.

효소와 대사성 질환(내장지방증후군)

인체 내 세포의 주요 성분은 수분, 염분, 효소이다. 대부분을 차지하고 있는 수분의 주요 성분은 칼륨이고, 세포 외의 주요 성분은 나트륨이다.

칼륨과 나트륨의 균형이 잘 이루어지면 근육과 신경 등 각 장기의 기능을 원활하게 하도록 해준다. 이 비율이 적절하게 유지되지 않아 고혈압이나 당뇨, 암 등의 대사성 질환이 발생된다. 영양상태, 미네랄, 무기질의 불균형 상태로 인해 발생되는 질병이기 때문에 미네랄과 유산균, 효소가 많이 함유되어 있는 간장, 된장, 고추장, 청국장 등을 많이 섭취하도록 하고 현미잡곡밥에 야채, 과일 위주의 식사로 식이요법을 시행하는 것이 바람직하다.

대사성질환에 도움이 되는 것으로 아주 좋은 것은 마늘이다. 마늘의 성분 중 하나인 알리신은 혈전이 생기는 것을 예방하여 심장질환이나 고혈압, 당뇨, 항암 등에 효과가 있으며 항균, 항염 작용을 하기 때문에 감염성 질환이나 상처치유에도 효과가 있다.

효소와 비만

비만은 질병이다. 많이 먹는다고

89

살이 찌지는 않는다. 살찐 사람은 날씬한 사람들보다 더 많이 먹기 때문이라는 고정관념은 잘못된 것이다. 훨씬 적게 먹는데도 불구하고 살이 찌는 사람이 많다.

비만인 사람은 그렇지 않는 사람에 비해 순환대사작용이 지나치게 효율적(같은 상황에서 칼로리를 적게 소비하는 것)이기 때문에 살이 안 빠지는 것이다.

체내에서는 같은 일을 하는데 칼로리를 더 적게 활용한다는 것이다. 그래서 칼로

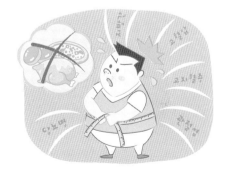

리를 계산해 가면서 음식을 섭취하는 것은 아무런 의미가 없다. 중요한 것은 에너지 대사율을 높여야 한다. 비만인 사람은 운동을 해도 칼로리를 적게 소모한다. 그래서 고칼로리 음식의 섭취를 제한해야 한다. 특히 지방의 섭취를 줄여야 한다.

비만을 해결하는 방법은 헤아리기조차 힘들 정도로 수많은 방법들이 제시되고 있다. 하지만 성공확률은 거의 없을 정도이다.

비만은 단순히 체중을 감량하는 데 목적을 두고 시행해서는 안 된다. 또한 운동만으로는 내장에 쌓여있는 지방을 제기하는 것도 만만치 않다.

비만을 해결하기 위한 첫 번째는 몸속 독소를 제거하는 해독과정을 반드시 거쳐야 한다. 지방분해효소의 부족으로 인해 비만이 되기 때문에, 효소를 많이 공급해야 한다.

비만인 사람은 지방조직 내에 리파아제 효소의 양이 줄어들어 있다. 리파아제는 지방을 저장하고 분해하는 데 도움을 주는 효소이다. 리파아제가 부족하면 지방은 동맥이나 모세혈관에 지방을 정체시키고 축적시켜 혈관에 문제를 일으켜 심장에 영향을 미쳐 위험한 상태가 될 수 있다. 효소가 없는 식습관은 심장병의 가장 큰 원인이 되기도 한다.

효소의 작용으로 독소가 배출되면서 대사작용이 원활해지면 비만은 자연스럽게 해결되는 것이다.

효소가 없는 먹거리인 인스턴트식품, 가공식품, 유제품, 가공육,

튀김류 등을 삼가고 효소가 많이 함유되어 있는 야채, 과일의 섭취를 늘려야 한다.

효소와 바이러스

바이러스에는 단백질이 주성분인 외피층이 존재하는데 췌장효소가 이 보호막을 파괴시켜 바이러스를 공격한다.

바이러스 감염에 의해 증가한 순환면역복합체(CIC)를 감소시키는 역할을 한다. 면역력 저하에 의한 대상포진 바이러스 감염이나, 에이즈 바이러스에 의한 면역결핍, 요즘 큰 문제로 대두되는 코로나 바이러스 등의 문제를 중화시키고 해결하는 데 효소의 역할이 크게 작용할 수 있다.

효소의 선택

인체에 부족한 효소를 공급해 주는 것은 질병의 예방과 치유에 중요한 역할을 한다. 이런 효소를 찾는 것 또한 중요하다.

　소화는 입에서부터 시작하여 위나 장에서 일어나므로 어느 한 곳에서만 작용하는 것보다 모든 곳에서 활성화가 될 수 있는 강력한 활성을 가지고 있는 효소가 좋은 효과를 볼 수 있다.

　위와 장은 서로 산도가 다르다. 그러므로 넓은 범위의 산도에서 활성화가 가능한 효소가 인체에 유익한 효소로서 작용하는 것이다.

　효소는 반응의 속도에 따라 변화를 주며 대개의 경우 반응의 속도를 빠르게 한다.

　화학반응에 있어서 속도는 반응물이 어느 정도의 에너지를 받아 활성화되는 활성화 에너지에 의해 결정된다.

　우리 몸의 경우 일정한 온도에서 반응이 일어나므로 효소의 역할은 활성화 에너지를 공급하는 것보다 활성화 에너지를 낮춤으로서 반응의 속도를 빠르게 한다.

　효소가 효소로서의 작용을 할 수 있기 위해서는 활성도가 높은 효소가 들어 있어야 한다.

Chapter 9

기본에 충실하자

건강을 유지하기 위해서는 기본에 충실하는 것이 최우선이다. 기존에 잘못된 습관이나 환경을 바꾸지 않고 그대로 둔 상태에서 편하게 몸에 도움이 될 만한 뭔가를 섭취하면 몸이 좋아질 것이라고 생각하는 사람들이 많다. 당연히 어느 정도의 도움을 받을 수는 있겠지만 근본적인 치유의 길로 들어갈 수 없다.

건강은 기본적인 것에 충실하면 복잡한 것이 아니라 단순하다.

건강을 유지하기 위한 것은 복잡한 것이 아니다. 기본에 충실하는 것이다.

자연 식물식 위주의 먹거리에 따르고 즐겁게 움직임으로 족하다. 지나치게 운동할 필요가 없다.

굶거나 지나치게 운동하면서 다이어트할 필요 없다.

몸을 혹사시키지 말고 몸이 원하는 대로 따르는 것이 중요하다.

건강에 대한 것은 단순하다. 복잡한 의학용어나 의학적인 이론이 중요한 것이 아니다.

제철에 나온 것들, 조작하지 않은 것들로 단순하게 식사하고 즐겁게 움직이면 된다.

중요한 것은 가장 기본적으로 지켜야 할 것을 지키는 것이나. 지구상에 썩지 않는 물질이 4가지가 있다. 이 4가지를 잘 지키는 것부터 해보자.

사람은 이 4가지 물질을 보고 살아야 한다. 그래서 사람(四寶)이다.

이 4가지 물질은 햇빛, 공기, 물, 소금이다. 생명 유지에 가장 기본적인 물질이다.

• 햇빛과 비타민D

면역체계를 건강하게 유지하기 위해 충족되어야 하는 기본적인 것 중 하나는 햇빛에 노출되는 것이다.

우리 몸 세포의 대부분은 비타민D를 위한 수용체가 있다.

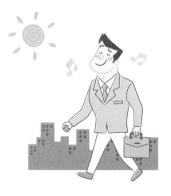

비타민D는 중요한 역할을 하는 데, 뼈에 칼슘을 공급해주고, 세포 변이가 일어나지 않도록 해주는데 중요한 역할을 한다.

비타민D는 면역체계의 기능에 여러 가지 역할을 하는데, 비타민D의 결핍은 자가면역질환이나, 다발성 경화증, 암 등에 관여한다.

햇빛은 이렇게 중요한 비타민D 생산에 중요한 역할을 한다. 우리 몸에 필요한 비타민D의 90%는 햇빛에 노출되어 생성된다.

햇빛에 노출되는 시간이 적을수록 비타민D 생성이 감소하기 때문에 다발성 경화증 같은 질환의 발병의 위험도 증가한다.

햇빛에 노출되는 것은 비타민D 생성과 면역체계의 유지에 아주 중요한 역할을 하는데, 잘못된 상식으로 햇빛에 노출되면 피부암에 걸린다고 햇빛 보는 것을 너무 꺼려하고 모든 몸을 다 가리고 눈만 내놓고 운동을 하는 사람들이 많다.

그리고 햇빛을 보지 않고 비타민D를 보충제로 섭취하면 된다는 생각을 가지고 있다. 보충제로 섭취하는 것도 어느 정도 도움은 되지만 매일 30분에서 1시간 정도 빛에 노출되는 것이 면역력 향상과 정신질환에 도움이 된다.

• 공기

산소는 우리 생명 유지에 말할 것도 없이 중요하다는 것은 모든 사람이 알고 있다.

며칠 음식을 섭취하지 않아도 생명유지에 큰 문제가 생기지 않는다. 하지만 호흡은 단 몇 분만 하지 않아도 생명에 타격을 준다.

우리는 산소에 의해 살지만, 또 한편으로는 산소에 의해 사망한다. 산소량이 과하면 이로 인해 활성산소가 발생하게 되는데, 이 활성산소에 의해 세포변이가 일어나 질병이 발생하게 된다.

장수하는 생명체는 무산소 호흡을 하는 것들이 많다. 무산소 호흡을 한다면 활성산소가 발생하지 않을 것이다. 그래서 우리가 건강한 몸을 유지하기 위해서는 호흡의 횟수를 조절해야 한다.

짜증을 내고, 화를 내고, 불안, 초조함을 느끼면 호흡의 횟수가 증가한다. 그렇게 되면 당연 활성산소가 증가하여 세포에 문제가 발생하게 되는 것이다. 내가 손해 본다고 생각하고 남을 항상 나보다 낫게 여기는 마음으로 사람을 대하면 결론적으로 자신의 건강에 도움이 되는 것이다.

공기가 좋은 곳에서 심호흡을 하고 여유 있는 마음을 가지는 것이 중요하다. 암세포는 산소가 없는 곳에서 살아가는데, 산소가 공급이 되면 암세포는 스트레스를 받게 된다.

그래서 좋은 공기를 들이마시고, 활성산소가 적게 발생되도록 비우고 내려놓고 낮아지려는 마음을 가지고, 모든 것에 대한 욕심을 부리지 말아야 한다.

생명의 중개가 - 물

인체의 수분을 체액이라고 하는데, 체액은 나이, 성별 등의 요인에 의해 조금씩 차이는 있지만 지방조직의 양에 따라 차이가 크게 난다.

골격근은 75%, 심장, 폐, 신장은 80%, 지방조직은 10% 미만의 수분을 함유하고 있다.

지방을 제외한 체중의 70% 정도가 수분이다. 출생 시에 약 80% 정도의 수분을 보유하지만 성장하면서 수분양이 감소하여 생후 1년이 지나면 약 5% 이상 줄어들고 성장이 끝난 시기에 약 10% 정도 감소한다.

사망 시에는 인체 수분양이 45% 정도까지 감소한다. 이런 수분의 감소 과정을 노화라 할 수 있다.

97

• 체내 수분 감소로 인한 세포건조에 의한 신체 노화

체내 수분양이 줄어들고 세포 내 수분량이 감소하면서 피부에 주름이 늘어나고 쭈글쭈글해지면서 노화 현상이 일어난다.

체내 수분이 부족하면 근육에 있는 수분을 빼서 사용하므로 신경과 혈관이 압박되어 두통, 어깨통증, 손발 저림, 쥐나는 증상 등이 나타난다. 이런 증상들은 수분부족의 결과이기 때문에 수분섭취를 자기 몸에 맞게 해주는 것이 필요하다.

뇌의 노화 현상도 세포의 건조가 원인이 되기도 한다. 일상생활에서 몸의 건조를 막기 위한 생활습관과 식습관을 개선한다면 노화는 지연시킬 수 있다.

• 세포내액과 세포외액

'피부가 좋다, 촉촉하다.'라는 말을 듣는다는 것은 젊음을 표현하는 말로 생각된다. 이것은 우리 몸의 수분과 관련이 있다.

그러므로 건강한 몸을 위해 물은 얼마나 중요한지 알 수 있다. 하지만 많은 사람들은 물의 중요성에 대해 잘 알지 못하고 있다. 그건 물이 공짜이기 때문일까? 요즘 마트나 편의점에 가보면 좋은 물은 휘발유 값보다 비싸다.

예전에는 물이 마트에서 팔릴 것이라고는 생각지도 못했던 일이다.

몸이 건조해지지 않기 위해 무조건 물을 많이 마셔야 하는 것은 아니다.

물은 근본적으로 성질이 차서 과하게 많이 마시면 몸이 냉해질 수 있기 때문에 무턱대고 많이 마시는 것은 좋지 않다.

물은 우리 몸의 온도 정도로 따뜻한 물을 마시는 것이 가장 좋다. 가능한 찬물을 삼가고 따뜻한 물로 한 모금씩 수시로 마셔야 한다.

체온이 낮아지면 세포 내 수분흡수가 원활하게 이루어지지 않아 부종이 발생된다.

좋은 피부, 젊고 촉촉한 피부를 위해서는 세포내액과 세포외액의 균형이 잘 맞춰져야 한다. 그러므로 따뜻한 물을 조금씩 수시로 마시는 것이 좋고, 몸을 따뜻하게 하는 소금이나 짭짤한 음식을 너무 삼가는 것은 좋은 방법이 아니다.

물에 죽염이나 용융소금을 조금 타서 섭취하는 것이 세포 내 수분 함량을 높이는 데 도움이 된다. 수분과 염분의 균형을 이룬 물을 마시는 것이 노화를 지연시키는 데 좋다.

• 물은 얼마나 먹어야 할까?

무조건 물을 많이 마시는 것은 좋지 않다. 오히려 노화를 재촉할 수도 있기 때문에 정확히 알고 제대로 섭취해야 한다.

잠자기 전에 물을 마시는 것, 아침에 일어나서 바로 찬물을 마시는 것은 오히려 좋지 않다.

우리 몸에 수분대사가 원활하게 일어나지 않으면 수독증이 생기게 된다.

이 수독증으로 인해 비만, 구취, 탈모, 통증 등의 여러 증상이 나타날 수 있다.

물은 세포 내로 충분히 흡수되도록 하는 것이 중요하기 때문에 적당한 염분이 함유된 물을 따뜻하게 해서 마시고 몸도 따뜻하게 해 줘야 한다.

하루 평균 수분섭취량은 몸무게 1kg당 30cc가 적당하다. 몸무게가 60kg정도 된다면 하루 1.8리터 정도 섭취하면 되는데, 이는 야채, 과일, 음식에 포함된 수분 모두 포함한 것이다.

카페인이 들어있는 음료를 섭취하게 되면 그만큼 수분이 빠지기 때문에 수분섭취량을 늘려야 한다.

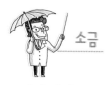

소금

'본초강목'에 "소금은 독이 없고 맛이 달다. 소금으로 다양한 질병을 치료한다." 라고 언급하고 있다.

소금을 성인병의 원인으로 발표하고 소금이 오해를 받는 것은 소금에 대한 실험의 오류와 질병의 원인을 제대로 파악하지 못한데서 나온 오류이다.

아무리 좋은 치료 물질이 있더라도 치료 결과에 대한 인체의 메커니즘을 밝혀내지 못하면 어느 누구든 설득하기 어려운 상황이 되고, 이로 인해 끝없는 논란이 생기게 마련이다. 바르게 판단하고 근거를 정확하게 제시해야 한다.

소금이 고혈압의 원인이라고 주장한다.

짜게 먹어서 고혈압이 된 것을 정리해서 고혈압의 원인을 알아야 하지만, 정확하게 고혈압의 원인을 모르면서 소금이 고혈압의 가장 큰 주범이라고 하는 것은 이치에 맞지 않다.

• 미네랄의 보고 - 소금

비타민은 건강 유지에 매우 중요하지만, 이에 못지않게 중요한 물질이 미네랄이다.

미네랄이 부족하면 쉽게 피로를 느끼고, 의욕이 없어지고 짜증이 잘 난다. 자주 갈증을 느껴 물을 많이 마시게 되고, 피부트러블이 생기고, 다이어트를 하거나 운동을 해도 살이 빠지지 않는다. 그래서 미네랄을 충분히 공급해주지 않는다면 다이어트는 성공하지 못한다.

또한 미네랄 부족으로 변비나 설사 증상이 생기고, 손발이 차고, 피부가 거칠고 건조해진다. 비타민과 미네랄, 효소를 충분히 공급해주어야 몸의 생체리듬을 정상화시킬 수 있다.

이 미네랄의 보고가 바로 소금이다.

• 염분의 부족은 문제없을까?

염분은 몸의 체온을 조절하는 데 중요한 역할을 한다.

그러나 요즘 염분의 과다 섭취는 고혈압뿐만 아니라 전반적인

101

건강에 좋지 않기 때문에 싱겁게 먹으라는 말을 아주 강력하게 강조하고 있는데, 과연 소금은 건강의 적인가?

　염분섭취량과 고혈압 유발과의 관계 및 사망률과의 관계에 대한 연구 논문이 발표되었는데, 내용은 충격적이다.

　염분섭취량이 적을수록 사망률이 높고, 고혈압, 뇌졸중, 심근경색, 당뇨병, 심부전증 등 순환기질환도 염분섭취량이 적은 그룹에서 발병률이 높고, 염분섭취량이 적을수록 합병증도 높다는 것이다.

　2011년 벨기에 루벤 박사 연구팀이 미국의학협회저널(JAMA)에 심장병과 고혈압이 없는 건강인 3,681명 남녀 대상으로 약 8년 추적 결과

　소금을 가장 적게 섭취한 군(평균 6.26g) 사망률 : 4.1%

　소금을 중간 정도 섭취한 군(평균 9.7g) 사망률 : 1.9%

　소금을 가장 많이 섭취한 군(평균 15g) 사망률 : 0.9%

　사망률은 소금을 가장 적게 섭취한 군이 가장 많이 섭취하는 군보다 5.1배 증가하는 것으로 나타났다.

　염분은 우리 몸의 건강을 위해 절대적으로 필요한 것이고, 염분이 없으면 생명을 유지하기 어렵다.

　무조건 짜게 먹지 말라고 하는 것은 너무나 잘못된 정보이다.

　소금은 천일염, 암염, 정제염 등 여러 종류로 나뉘는데 어떤 소금

으로 어떻게 먹느냐가 중요하다.

화학적으로 짠맛을 나게 만든 정제염은 큰 문제를 일으키기 때문에 적게 섭취해야 하는 것은 당연하지만, 미네랄이 풍부한 좋은 소금의 섭취는 반드시 필요하다.

소금은 체액의 삼투압을 일정하게 유지시켜주고 산과 알칼리의 균형을 맞춰주는 효능이 있다.

신경의 흥분전달에 관여하고, 근육의 수축작용, 혈전생성억제, 세포산화방지, 해독제, 신진대사 촉진으로 체온을 상승하여 면역력 증강, 칼륨을 배출, 독소 배출로 피로해소, 소화액의 원료가 되는 등에 있어서 필수적인 물질이다.

병원에서의 최고의 응급환자는 염분이 빠져나가는 사람이다. 이것을 조절시키기 못하면 사망하게 된다.

체내 염분이 부족하면 신진대사가 저하되어 체온이 떨어지고, 식욕이 감퇴된다.

신경의 흥분전달작용이 저하되어 경련이 일어나고 심장근육의 수축력이 떨어져 혈압이 떨어지거나 피로감, 권태감이 생기고 신장기능 저하로 신부전증이 발생될 가능성이 높아진다.

그러므로 식생활에서 염분이 부족하지 않도록 해야 한다.

화학적인 정제소금의 섭취는 제한하고 미네랄이 풍부한 천일염으로 만든 죽염이나 용융소금, 발효시킨 간장, 된장, 청국장 등으로 소금을 섭취하는 것이 건강을 유지할 수 있고 장수할 수 있는 방법이다.

• 당뇨병 환자는 저염식이 문제

당뇨병 환자의 심각한 합병증의 하나가 말기신장질환이다. 이것으로 인공투석을 해야 하는 경우가 대부분인데, 현대 의료계에서는 특히 당뇨병이 있으면 음식을 싱겁게 먹어야 한다고 강력하게 권유하고 있다.

미국당뇨병학회 'DIABETES CARE' 2011년 4월 발표에 의하면 제1형 당뇨병, 2형 당뇨병 환자는 저염식으로 말기신부전증이 증가하는 것으로 발표했다.

630명 당뇨환자를 9.9년간 연구한 결과 소금을 가장 적게 섭취한 10%의 환자에서 소금을 더 많이 섭취한 환자 90%보다 말기신부전증이 무려 6배 증가하는 것으로 나타났다.

• 고혈압의 주범? 소금과 고혈압 유발, 큰 관련 없다.

나트륨 과다 섭취가 혈압상승과 연관이 없다는 연구결과가 나왔다.

미국 프레이밍햄 심장조사(Framingham Heart Study)의 로드리 박사는 장기간의 심혈관질환 위험요인 조사에 참가한 2,200명의 4년간 자료를 분석 결과, 혈중 나트륨 수치가 현재 또는 미래의 고혈압과 연관이 없는 것으로 나타났다고 밝혔다.

조사기간 중 참가자의 37%가 혈압이 정상에서 정상범위 내 높은 수치로 또는 정상범위 내 높은 수치에서 고혈압으로 높아지는 등 한 단계씩 올라갔지만 이것은 혈중 나트륨 수치와는 관계가 없었다.

혈중 나트륨 수치가 가장 높은 그룹은 오히려 다른 사람보다 고혈압 위험이 낮은 것으로 나타났다. 그리고 혈중 나트륨 수치는 체중과도 연관이 없었다.

이는 염분섭취량이 많으면 혈압이 상승한다는 일반적인 상식과 어긋나는 것이다.

2014년 9월 10일 프랑스 파리5대학, 파리13대학 의학 연구센터 8,670명 연구 결과, 보통 소금 속 나트륨은 고혈압을 유발시키는 직접적 원인 중 한 가지로 인식하고 있지만 최근 나트륨과 고혈압은 큰 관련이 없다는 논문을 발표했다.

고혈압을 유발시키는 가장 큰 원인이 무엇인지 밝혀내기 위해 프랑스 성인남녀 8,670명의 혈압 데이터를 비교 분석하는 방대한 조사를 진행한 결과 의외로 소금 속 나트륨 섭취는 고혈압 유발과 큰 관련성이 없는 것으로 나타났다.

나트륨 대신 고혈압의 주요 원인으로 나타난 것은 연령, 커피, 알코올섭취, 체질량지수(BMI)로 나타나는 비만이었다.

학계에서는 고혈압의 원인을 구체적으로 밝혀내지 못하고 있지만 유전적인 요인이 가장 크다고 보고, 환경적 요인으로는 스트레스, 식생활 등을 꼽았는데, 특히 나트륨 섭취가 가장 큰 요인으로 작용한다는 것이 지배적이었기 때문에 고혈압 환자들에게 저염식을 추천

하고 있는 것이다.

연구진에 의하면 평소 과일, 야채를 꾸준히 섭취할 경우 고혈압 증세가 감소되었고, 고혈압 유발에 있어 가장 큰 원인은 체중 증가로 추정된다고 밝혔다.

중요한 것은 어떤 소금으로 짜게 섭취하느냐가 중요하기 때문에 미네랄이 풍부한 좋은 소금으로 섭취해야 한다.

• 염분섭취는 어느 정도가 적당할까?

미네랄이 풍부하고 핵비소, 다이옥신 등 발암물질을 제거한 죽염이나 용융소금, 간장, 된장, 청국장 등으로 염분의 섭취는 본능적으로 조금은 의도적으로나마 많이 섭취하도록 해야 한다.

저체온이 되면 암세포가 증식하기 좋은 환경이 되어 암 환자의 대부분은 체온이 35~35.5도로 저체온이다.

체내 온도 39~39.5도 이상에서 암세포는 전멸할 수 있기 때문에 체온을 높여야 한다. 체온을 높일 수 있는 작용을 하는 것은 소금이다.

암세포를 죽이는 총알로서 역할을 수행하는 것은 수분과 염분이다. 세포 내 수분과 염분을 암세포에게 살포하여 부풀려 터트려서 죽이기 때문에 수분과 염분은 필수적인 물질이다.

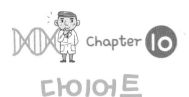

Chapter 10

다이어트

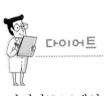

다이어트의 어원은 그리스어 디 아이타(diaita)에서 유래되었는데, 디아이타는 체중감량을 위한 식이 요법이라는 좁은 의미가 아니라, 일련의 생활방식이라는 넓은 의미 를 가지고 있으며, 정신적 건강과 육체적 건강을 지키는 방법을 제 시한 것이다.

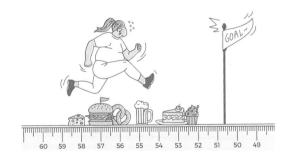

식이요법의 처방

히포크라테스는 섭취하는 음식에 따라 필요한 운동량이 개인마다 다르기 때문에 개인별 나이, 기후, 계절 등의 요소를 고려해야 한다고 했다.

소크라테스는 자제력보다 식욕이 더 강하게 작용하면 몸이 망가지는 것뿐만 아니라 인간의 영혼도 위험에 처하게 되고 결국 그것 때문에 문명이 쇠퇴하게 될 것이라고 경고했다.

식생활 패턴을 바꾸지 않으면 정신적, 육체적인 문제는 동시다발적으로 발생하게 된다.

먹을 배가 따로 있다

배가 불러도 단맛의 디저트를 또 먹게 되는 이유는 먹을 배가 따로 있다는 현상을 만드는 뇌의 장소가 있다.

전두연합영역은 위 속에서 디저트가 들어갈 공간을 마련하는 역할을 하는 곳이다.

'맛있다'라는 생각을 하면 오렉신이 방출되어 위의 운동에 관련되는 신경세포에 작용하여 위 속에 있는 음식물을 밀어내고 다시 새로운 음식을 넣을 공간을 만들게 된다.

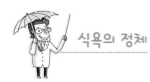
식욕의 정체

　　　　　　　　　뇌 안에는 공복감을 만드는 곳과 만복감을 만드는 곳이 있다. 혈중의 영양소가 뇌의 식욕중추에서 작용한다. 체내에서 영양분이 필요할 때는 섭식중추가 작용하여 먹는 행동을 촉진시키고, 충분한 영양분이 공급되었을 때 만복중추가 작용해 먹는 행동을 억제하게 된다.

그래서 영양가치가 없는 음식을 섭취하게 되면 끊임없이 음식을 먹게 되기 때문에 비타민, 미네랄이 풍부한 음식을 먼저 섭취해야 한다. 인스턴트식품이나 밀가루 음식, 가공식품에는 충분한 영양분이 없기 때문에 시간이 조금만 지나도 또 먹게 되고, 또 다른 것이 먹고 싶어지는 것이다.

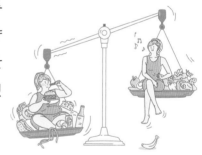

자꾸만 손이가요

　　　　　　　　　도파민은 음식을 더 먹어야 한다고 요구하는 뇌 속의 신경전달물질이다. 한 입 씹어서 삼킬 때까지 걸리는 시간이 짧은 음식일 경우 도파민이 방출되어 더 먹고 싶어지는 상황이 자주 찾아오고, 결국 음식에 계속 손이 가게 된다.

한 숟가락 입에 넣고 오래 씹어서 먹을 수 있는 곡류를 섭취하는 것이 소식하여 장수할 수 있는 최고의 방법이다.

비만은 미네랄 부족이 원인

적당한 체지방의 양은 체중의 20%를 기준으로 하고 있다. 비만인 경우 분비선의 장애와 호르몬의 불균형 등 병적인 경우는 약 5%, 대부분이 식습관으로 인한 장내 미생물의 불균형과 관련이 있다.

체중감소를 위해서는 살 빼는 성분이 필요한 것이 아니라 신진대사를 위한 활성물질의 공급을 최대한 늘려줘야 한다.

몸의 신진대사가 정상적으로 이뤄져 몸이 건강해지면 살은 저절로 빠지게 된다.

다이어트 사고방식에서 벗어나자

체중을 빨리, 쉽게, 아주 편하게 요요현상 없이 줄일 수 있다는 희망을 주는 말이나 책에 현혹되어서는 안 된다.

새로운 다이어트 방법이 지속적으로 나오고 있다. 그래서 매번 새로운 방법으로 시도를 하고 실패하고, 요요현상이 일어나고 그러면 스스로 다이어트 패배자라 생각하면서 자존감을 많이 상실하게 된다.

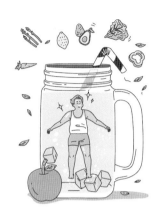

지금까지 해왔던 새로운 다이어트 방법이 또 나올지도 모른다고 생각하고, 그것에 희망을 가지고 살아가면서 또 다른 방법에 도전장을 내민다.

우리 몸에 충분한 영양을 공급해주고, 독소를 제거하면 신진대사 기능이 정상을 회복하게 되면서 몸이 건강해지는 과정에 접어들게 된다. 몸이 건강해지면 지방은 저절로 빠지게 되는 것이다.

몸이 건강하지 못하면 살이 찌고, 몸이 건강하면 살이 빠진다.

공복 상태를 감사함으로 존중하자

몸을 유지하기 위해서는 에너지원으로 사용할 수 있는 연료를 공급해야 한다. 그렇지 않으면 과식, 폭식 충동이 작동을 하게 된다.

111

배고픔이 극심한 상태로 가면 의식적으로 '적당히 먹어야지' 라는 생각은 아무런 의미가 없어지게 된다.

우리 몸의 생물학적인 배고픔 신호를 존중하고 감사함으로 받아들이고, 이 공복 상태는 장수유전자 스위치를 다시 켜는 상태가 된다는 생각으로 음식과의 관계에서 스스로 절제할 수 있다는 믿음을 쌓고, 자신을 믿고 행동으로 옮겨야 한다.

음식에 의존하지 말고 감정 조절을 해야 한다

정신적인 스트레스를 많이 받게 되면 많은 사람들은 음식을 이용해서 스트레스를 해소하는 경향이 있다. 하지만 음식은 그 어떤 감정도 고쳐주지 못한다. 음식을 이용하지 않고 대처할 수 있는 방법을 찾아내야 한다.

불안, 두려움, 초조, 걱정, 근심, 분노는 삶에서 누구나 경험하는 감정이다. 모든 감정마다 심리적 방아쇠가 있고 또 이런 감정 상태를 제어할 수 있는 진정제가 있다.

이 감정의 진정제는 음식으로 대처할 수 없다. 단기적인 위안을 주거나 잠시 정신을 분산시켜 감정을 무디게 할 수 있을 뿐이다. 근본적인 해결책은 아니라는 것을 인식해야 한다.

눈보다 배를 채우는 것이 쉽다

우리는 단순히 배를 채우는 것뿐 아니라 생산자, 공급자, 제조사 모두를 생각해야 한다. 생각이든 결심이든 실천이 없으면 아무런 소용이 없다. 그리고 아무런 변화도, 아무것도 달라짐이 없이 그대로 간다.

중요한 것은 아무리 많은 것을 알고 있어도 행하지 않으면 무용지물이다. '하는 것'이 힘이다. 1%를 이해하더라고 그것을 실천하는 사람이 행복한 사람이고, 변화되는 기적과 같은 삶을 살 수 있다.

113

장수유전자
노위치를
켜라

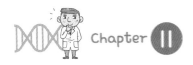

Chapter 11

치매만큼은
안 걸렸으면 좋겠다

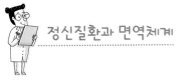

정신질환과 면역체계

뇌는 인체의 모든 활동에 관여하는 중요한 기관이므로 다치면 안 되는 신체기관이다.

현대인들은 앞으로 육체적인 노동은 기계나 로봇이 대신하기 때문에 최소화됨으로 정신적인 문제에 지속적으로 많이 노출되게 될 것이다. 그래서 앞으로는 정신적인 부분의 문제를 예방하고 치유하는 데 중점적으로 해결책을 찾아내야 하는 시대에 접어들었다.

면역체계의 활동은 정신적으로 건강한 사람들의 불안과 우울증 증상, 뇌 관련 질환에도 영향을 미친다.

면역체계와 정신질환 사이에 연관성이 있기 때문에 면역력 유지에 신경을 써야 한다.

면역은 올리는 것만이 중요한 것이 아니라 균형을 유지해야 한다. 과면역으로도 문제, 저면역으로도 문제가 발생된다.

면역 활동은 인간의 심리적인 부분에도 영향을 미치게 된다.

뇌는 뉴런으로 분화할 수 있는 신경줄기세포의 개체군이 존재하고, 신경발생이 평생 일어난다. 이 신경발생에 영향을 미치는 것은 DNA가 통제한다.

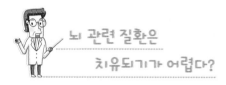

뇌 관련 질환은
치유되기가 어렵다?

우리가 지금까지 알고 있는 뇌에 관한 상식이 뒤집혔다. 뉴런도 증식한다. 변하지 않게 보이던 신경세포도 신경발생이 평생 일어난다는 사실이 밝혀졌다.

뇌 뉴런으로 분화할 수 있는 신경줄기세포의 개체군이 존재하고, 뇌는 좋은 지방에 의해 신진대사되기 때문에 뇌의 신경질환은 예방·치유가 가능하다.

뇌세포에도 줄기세포가 있어 새로운 세포가 재탄생 될 수 있으니 효소가 많은 채소, 과일류 음식을 섭취하고, 해독으로 혈액을 정화시키고 세포 재생이 빨리 일어날 수 있도록 하면 뇌 관련 문제도 어려움이 없이 치유시킬 수 있다.

뇌 건강을 위한 커큐민과 DHA, 포스파티딜세린

강황에는 커큐민 성분이 많이 들어 있는데 이는 항산화, 소염, 항진균, 항균작용을 한다.

DHA는 뇌 활성화 분자로 뇌 건조 중량의 2/3 이상은 지방, 그중 1/4은 DHA이다.

DHA는 뇌세포, 시냅스 막을 구성하는 요소이고 유해한 염증성 화학물질의 생산을 활성화하는 COX-2 효소의 활동을 줄여주는 역할을 한다. 또한 BDNF 생산을 위해 유전자 표현, 생존을 지위하는 뇌세포의 생산과 생존을 지위하는 동시에 뇌기능 향상에 도움이 된다.

ADHD, 주의력결핍은 DHA가 부족해서다. 오메가3에서 DHA를 합성할 수 있다.

DHA는 하루 최소 200~300mg을 섭취해야 하는데 대부분 사람들은 25% 이하 섭취하고 있다.

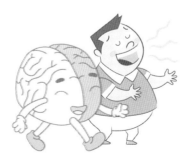
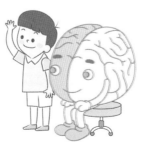

뇌 건강의 중요한 물질로 작용하는 것이 포스파티딜세린이다.

포스파티딜세린은 인지질의 일종으로 뇌세포에 많이 존재하고 있는 세포막을 형성하는 구성성분이다.

노화가 진행되면 세포막의 활동이 저하되면서 신경전달물질이 제대로 역할을 하지 못하게 된다. 이럴 때 포스파티딜세린을 공급해주면 인지질을 정상화시켜주고 신경세포의 손상도 막아 신경전달물질의 유동성을 복구하여 뇌 건강에 도움을 주게 된다.

포스파티딜세린은 인지력 개선, 생체막의 인지질과 콜레스테롤의 비율을 정상화시켜 노화로 인한 기억력과 학습력을 복원시키는 효능이 있다. 또한 정보를 보존하고 인식하는 수상돌기의 밀도를 증가시키는 작용이 있다.

118

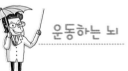 운동하는 뇌

유산소 운동은 BDNF를 늘리고 기억감퇴를 되돌리며, 뇌세포 성장을 늘리는 역할을 한다.

많이 움직일수록 뇌는 건강해진다. 규칙적인 신체활동은 뇌 건강에 도움이 된다.

하루 모든 일과를 마치고 별도로 한두 시간씩 운동을 하는 것이 아니라 일상생활 중 움직이는 것을 운동으로 생각하면서 많이 움직이

려고 해야 한다. 에스컬레이터를 타는 것보다는 몇 계단이라도 걸어서 가는 것, 버스 한 정거장 전에 내려서 좀 더 걸어가는 것, 이런 것을 운동이라 생각하고 해야 한다. 평상시 거의 움직이지 않고 따로 시간을 정해서 운동하는 것은 좋은 습관이 아니다.

칼로리 제한

칼로리가 낮은 식단을 선택할 때 BDNF가 상승하여 인지기능이 향상되고 뇌졸중과 퇴행성 질환의 위험을 줄일 수 있다.

간헐적 단식으로 BDNF를 활성화할 수 있기 때문에 과식이나 폭식은 삼가고 간헐적으로 공복 상태를 유지시켜주는 것이 뇌신경질환에 도움이 된다.

칼로리 제한은 간질발작, 알츠하이머, 파킨슨병의 감소에 효과적이다.

칼로리 제한은 세포사멸을 줄이는 극적인 효과를 얻을 수 있는 방법이고, 염증인자의 감소, 신경보호인자, BDNF의 증가를 가져온다. 또한 과도한 활성산소를 억제하는 중요한 분자들과 효소량을 늘려 항산화작용을 높이는 효과가 있다.

119

우울증을 일으키는 중대한 영양결핍 – 비타민D와 아연

아연은 면역체계를 도와주고 기억력을 예리하게 유지, 기분을 좋게 하는 신경전달물질들의 사용과 생산에 필요하다. 아연 보조제는 우울증을 앓고 있는 사람들이 항우울제 효과를 향상시킨다.

우울증 환자는 영양결핍 상태를 확인해 보는 것이 필요하다.

대부분 영양결핍을 무시하고 글루텐 민감증 검사는 고려하지 않는 것이 문제이다.

우울증은 충분한 영양공급과 글루텐 함유 음식을 삼가야 한다.

글루텐프리 식단을 시작하고 비타민B군, D, 아연이 포함된 미네랄이 풍부한 영양공급을 해주는 것이 중요하다.

우울증의 영양학적 고려사항

생선과 해산물을 많이 섭취하는 지역에는 우울증 환자가 적다.

오메가3지방산(EPA)에는 우울증 치료제가 더 잘 들도록 하는 기능이 있다.

설탕 소비량이 많은 국가에는 우울증 환자가 많다.

엽산이 결핍되어 있고, 티아민이 부족하면 우울증이 심해진다.

비타민B12가 결핍되어 있고, 리보플라빈(비타민B2)이 부족하면 우울증 증상이 나타난다.

우울증 환자 체내에는 아연이 적게 들어 있다. 셀레늄을 적게 섭취하면 기분이 좋지 않다. 우울증 환자에게는 마그네슘이 결핍되어 있다.

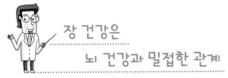

장 건강은 뇌 건강과 밀접한 관계

건강한 장을 유지하기 위해서는 장내에 유익균이 많고 유해균이 적은 장내 세균총이 자리 잡아야 한다.

그러나 여러 이유로 정상세균총의 균형이 깨지면 장이 기능을 제대로 수행하지 못해 설사와 면역저하, 비만 등의 문제가 나타날 수 있다.

장 기능에 도움이 되는 유산균, 비피더스균과 같은 유익균은 영양분을 가지고 유기산을 만들어 내어 유해균의 성장을 방해하는 역할을 한다. 또한 비타민을 생성하여 우리 몸에 공급해주거나 칼슘의 흡수를 도와준다.

성인의 장에는 400여 종 이상의 균들이 100조 마리 이상 서식하고 있다. 유산균은 장벽에 부착되어 유해세균의 증식을 억제하고 장의 연동운동을 원활하게 이루어지도록 도와주며, 영양소의 분해 및 흡수를 도와주기 때문에 장 기능의 문제로 인한 질병이나 비만에 효과가 있다.

이러한 장 건강은 뇌 건강과 밀접한 연관관계가 있다. 장내 미생물의 불균형으로 뇌 관련 질환이 발생되기 때문에 장내 독소제거와 장내 유익균의 수를 늘리는 데 초점을 맞춰야 한다.

장은 제2의 뇌

장은 뇌와 척수의 명령 없이 움직이는 신경세포 약 1억 개 정도가 존재하기 때문에 장을 '제2의 뇌'라고 한다.

소장과 대장에는 뇌와 마찬가지로 신경계와 내분비계가 존재한다. 그리고 장과 뇌는 약 2,000가닥의 신경섬유로 연결되어 있다.

이렇게 장과 뇌는 연결되어 있어 장의 문제는 뇌에 영향을 미치게 되므로

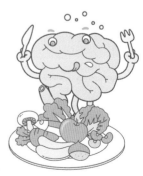

'장청뇌청' 이라고 한다.

　이는 장이 깨끗해야 뇌가 맑아진다는 것이다. 또한 뇌의 이상은 장에 영향을 미칠 수 있기 때문에 결론적으로 뇌의 문제는 장의 문제를 해결함으로써 예방과 치유에 도움이 된다는 것이다.

　뇌에 이상이 생기면 장의 신경에 전해져 장의 상태가 나빠지기 때문에 뇌 건강은 장 건강과 연관성이 있는 것이다.

　그러므로 장의 문제를 해결하기 위해서는 장뿐만 아니라 뇌 건강에 도움이 되는 영양소나 미네랄 성분을 충분히 공급해주는 것이 도움이 된다.

123

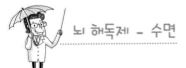

뇌 해독제 - 수면

　　　　　　　　　　　　충분한 숙면을 취하는 것은 뇌를 해독하는 데 중요한 역할을 한다. 바쁘게 움직이는 시대에 많은 사람들이 수면 부족이나 불면증으로 제대로 잠을 못자고 있다.

　충분한 숙면을 취하지 못하면 뇌가 해독되지 못하기 때문에 정신이 맑지 못한 상태로 하루를 생활하게 된다. 그렇게 되면 집중력도 떨어지고 일의 효율도 저하된다.

　잠을 자지 않고 많은 일을 하는 것보다, 숙면을 취하고 짧은 시간 집중해서 일을 처리하는 것이 훨씬 효율적이다.

잠은 보통 7시간 정도 자는 것이 뇌를 해독하는 데 좋다. 잠을 자는 동안 손상된 조직이 복구되고, 우리 몸속 곳곳의 노폐물을 깨끗이 청소를 하며, 뇌정화작용이 일어나고, 바이러스를 없애는 면역에 중요한 T세포가 강화된다.

장기간 잠을 못자면 만성염증이 발생할 수 있다. 숙면을 방해하는 술이나 카페인이 많이 함유된 것들을 자제하고 충분하게 햇볕을 쬐고 움직이는 것이 중요하다. 하지만 무조건 많이 잔다고 해서 좋은 것은 아니다. 오랫동안 자는 것은 오히려 정신건강에 도움이 되지 않는다.

뇌 건강과 뇌 해독을 위해서는 충분한 수면, 수분 유지를 위한 오메가3, 장 건강을 위한 유산균과 효소, 커큐민(강황, 울금에 많이 함유되어 있음), 아연, 칼슘, 포스파티딜세린, 이러한 성분들이 도움이 된다.

고단백질 음식을 많이 섭취하게 되면 뇌혈관에 이상단백질인 베타아밀로이드라고 하는 신생물질이 쌓여 뇌혈류를 방해하고 이로 인해 뇌세포 손상과 신경에 변형이 일어나 뇌질환이 발생하게 된다.

그러므로 고단백질음식, 가공육, 식품첨가물이 많은 음식의 섭취를 제한해야 한다.

해독과 뇌 건강

뇌에 가장 중요한 해독물질은 글루타치온이다.

글루타치온은 3개의 아미노산으로 구성되는 트라이펩타이드, 세포 생리에 중요한 항산화제, 미토콘드리아를 보호한다.

다양한 독소와 결합하여 독성을 줄이기 때문에 해독 화학반응의 강력한 요인이다. 글루타치온이 글루타치온S-전이효소의 기본물질로 작용한다.

S-전이효소는 다양한 독소를 물에 잘 녹도록 변형해 배출을 용이하게 한다.

이 S-전이효소의 기능이 결핍되면 흑색종, 당뇨병, 천식, 유방암, 알츠하이머, 녹내장, 폐암, 루게릭병, 파킨슨병 등의 문제를 발생시킬 수 있다.

125

알츠하이머, 치매의 영양학적 고려사항

인지능력 저하를 막는 음식은 섬유질이 많이 함유된 탄수화물, 홀 그레인 시리얼, 견과류, 적포도주, 과일, 채소, 생선의 지방이다.

육류의 지방섭취 총량이 많을수록 알츠하이머병에 걸릴 확률이 높다. 오메가6지방산인 리놀렌산(옥수수, 콩, 홍화, 해바라기씨 기름)은 인지능력 장애와 관련이 있다.

견과류와 올리브오일에 들어 있는 불포화지방산은 인지능력장애가 발생할 확률을 낮추어준다.

오메가3지방산은 인지능력장애의 위험을 줄여준다.

비타민B6, B12, 티아민, 리보플라빈, 엽산 등이 부족하면 인지능력이 퇴보한다.

처진 기분과 낮은 콜레스테롤

콜레스테롤이 낮은 사람에게 우울증이 훨씬 더 많다. 그러므로 콜레스테롤을 낮춰주는 약(스타틴)을 복용하기 시작하는 사람들은 훨씬 더 우울해질 수 있다. 콜레스테롤은 호르몬과 비타민D를 합성하는 데 중요한 물질이기 때문에 콜레스테롤을 떨어뜨리는 약은 무조건 섭취하는 것이 좋은 것은 아니다.

중성지방이나 고지혈증 수치가 높지 않고 콜레스테롤 수치만 약간 높다면 콜레스테롤 수치를 낮추는 약을 복용하는 것은 신중을 기해야 한다.

콜레스테롤이 심장병과 뇌혈관질환의 문제를 일으킬 수 있다는 이론적 근거는 상당히 부족하다.

「획기적인 우울증 해결책(The Breakthrough Depression Solution)」의 저자인 제임스 M. 그린블랫 박사는 1993년의 연구에서 콜레스테롤이 낮은 노인은 콜레스테롤이 높은 상대군에 비해 우울증에 걸릴 위험이 300% 높다고 밝혔다.

「우울증과 글루텐 과잉 스웨덴연구 : 우울증(depressive psychopathology)」은 성인 셀리악병의 특징이라고 보고했다.

셀리악병 환자가 우울증에 걸릴 위험은 80% 높았고, 우울증을 앓는 사람이 실제로 셀리악병 진단을 받을 위험은 230% 높았다.

우울증은 글루텐 민감증이 있는 사람의 52%에서 발견된다. 글루텐 민감증이 있는 청소년 역시 우울증 비율이 높다.

127

요즘 먹거리를 보면 대부분 이런 문제를 일으킬 수 있을 만한 먹거리가 대부분을 차지하고 있다.

인스턴트식품이나 가공식품, 밀가루음식, 튀김류를 최대한 삼가고 채소, 과일, 충분한 영양과 미네랄 섭취에 초점을 맞춰야 한다.

뇌 초기화 상태(Default Mode Network) 네트워크를 활용하라

뇌를 초기화시키면 불안감이 감소하고 우울증이 감소한다.

참을성, 기억력이 증가하고 자아인식 증가, 목표설정 확신이 생긴다.

이렇게 뇌 초기화 상태를 만드는 방법은 생각을 멈추고 아무 생각 없이 멍~하니 편히 쉰다.

부정적인 생각을 하지 말고, 희망, 기대, 감사와 같은 좋은 생각을 한다.

좋아하는 일을 하고 명상을 하는 것이 좋다.

Chapter 12

아무런 반응이 없이 치유는 일어나지 않는다

어떤 사건이나 문제가 일어났을 때 반응에 어떻게 어느 정도로 대응하느냐에 따라 결과는 크게 달라진다.

자연치유력이 증가하면서 좋아지는 과정을 명현반응 또는 호전반응이라고 하는데, 명현반응이 나타나지 않으면 병은 치유되지 않는다.

호전반응에는 설사, 두통, 구토, 가려움증, 통증, 발열, 발진, 불쾌감 등의 여러 증상이 나타난다.

환경을 깨끗이 하여 상처와 충격을 해결하려는 것도 중요하지만, 세포를 정화시키지 못하는 것으로 인해 상처가 생기고, 이로 인해 질병이 생기는 것이다.

삶을 살아가면서 아무런 열매 없이 살아간다면 정말 무의미한 삶이지 않을까? 씨를 뿌리고 가꾸지 않고 좋은 열매를 기대할 수는 없다.

급속하게 변해가는 시대, 앞으로는 인간적인 면을 중시하는 시대이다. 참된 정체성으로 인한 참된 소통이 없으면 불통이 될 수밖에 없다.

건강하게 사는 것에 중요한 한 부분은 인간관계이다. 이 인간관계의 중요한 것이 소통이다.

서로의 자긍심을 올려주고, 생명을 존중해주고 사랑해주는 것이 참된 소통이지 않을까 생각한다.

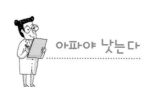

아파야 낫는다

통증이 나타나는 것은 우리 몸의 독소를 배출하는 과정에서 반드시 나타나는 과정이다.

독소 배출을 위해서는 통증과 고열을 발생시켜야 한다.

우리 몸은 건강을 유지하려는 자율적인 기능을 가지고 있다.

아파야 낫는다는 것은 통증에 의해 생긴 전류가 병의 원인을 제거하는 데 에너지로 쓰이는 것이다.

이러한 통증의 전류는 병의 원인이 없어질 때까지 발생하며, 병의 원인이 완전히 없어지면 비로소 통증의 전류도 소멸된다.

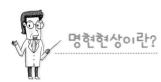

명현현상이란?

병이 치유되는 과정에서 약을 복용하면서 예기치 못했던 불쾌한 증상이 나타나는 것이다.

명현반응이 나타나지 않으면 병은 치유되지 않는다.

이러한 반응에는 설사, 두통, 구토, 가려움증, 통증, 발열, 발진, 불쾌감 등의 여러 증상이 나타난다. 한의학 문헌 <열명>에서 "만약 약을 먹어 명현현상이 나타나지 않으면 그 병이 낫지 않는다."라고 하였다. 치유의 위기(Crisis for healing)란 치료를 중도 포기하도록 하는 위기라는 뜻이다. 이 위기(호전반응)를 넘기면 건강한 몸으로 탈바꿈된다.

명현반응 – 이완반응

이완반응은 피로하거나 졸림, 권태감, 나른함, 몸살 등의 증상으로 나타난다. 이완반응은 통증 부위의 세포 활성작용과 재생작용으로 세포기능이 촉진되어 활동하기 시작하는 결과이며, 일시적으로 다른 기관, 장기와의 사이에 불균형 상태가 일어났기 때문에 나타나는 반응이다. 지속기간은 보통 1주일 전후해서 멈추는 경우가 많다. 하지만 수주일씩 지속되는 경우도 있다.

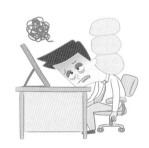

명현반응 - 과민반응

과민반응은 변비, 설사, 발한(땀), 종기, 통증, 부종 등의 증상이 나타나는 것이다.

이 반응은 만성병 환자에서 흔하게 나타나는 반응이고, 만성증에서는 통증은 없으나, 급성증의 경우는 통증이 나타나기도 한다.

과민반응이 일어나는 것은 고치기 쉬운 급성증 상태까지 회복된 것으로 생각해도 된다. 만성적으로 문제된 부위에 정상세포의 기능 촉진으로 일시적으로 강하게 나타나기 때문에 일어난다.

질병에 의한 면역반응 사이에 생기는 반응인 것이다.

지속기간은 2주 정도 계속될 수 있다.

명현반응 - 배설반응

배설반응은 습진, 부스럼, 두드러기, 피부발진, 여드름, 가려움, 눈꼽, 방귀, 배변 등으로 나타난다.

전형적인 해독배설 작용에 의한 반응이다. 몸 내부의 여러 가지 독소물질이 소변이나 대변, 피부를 통해 배출되는 반응이다.

독소의 배출은 호전반응 기간에만 나타나는 것이 아니라 지속되는 증상으로 소변의 색깔이 진하고 소변의 거품과 냄새가 강하게 나타나는데, 평소보다 많이 나오게 된다.

명현반응 - 회복반응

회복반응은 위통, 복통, 구토, 발열 등의 증상으로 나타난다. 세포의 재생으로 병소부위가 개선되거나 해독작용으로 인해 순환이 되면서 일어나는 반응이다.

명현반응의 증상과 원인

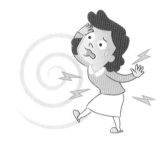

• 발열

우리 몸에서 정상 이상의 발열은 세균을 잡기 위해 백혈구가 맞서 싸우거나 독소 노폐물을 제거하기 위해 발생시키는 반응이다.

열을 발생시켜야 바이러스 박테리아가 죽을 수 있고, 독소가 배출된다. 염증, 순환장애, 암 등의 증상이 있는 경우 많이 발생된다.

• 오한

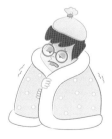

장부의 기능을 회복하는 과정에서 필요한 부위에 혈액이 몰려, 피부나 근육의 혈액량이 줄어들어 체온이 떨어져 오한이 나타나는데

이러한 반응은 점차 회복된다.

따뜻하게 찜질이나 온열요법을 병행하고 따뜻한 물을 수시로 섭취하는 것이 도움이 된다.

• 설사, 구토

체내의 독소나 노폐물 등의 이물질을 빨리 제거하기 위한 반응이다. 특히 설사의 경우 장 기능이 좋지 않거나 에민한 경우, 장이 냉한 사람에게 많이 나타난다. 장의 노폐물, 장내 세균 등을 빠르게 배출하기 위한 반응이다. 소화가 안 되고 속이 더부룩하고 설사가 나타나는 것은 평소 비위 기능이 약한 경우이다.

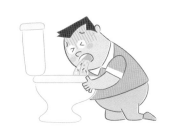

• 두통

산성체질, 고혈압, 암, 신장기능 저하, 수분 부족, 소화기능의 저하로 인해 발생된다.

수분 보충을 충분히 해주는 것이 좋다.

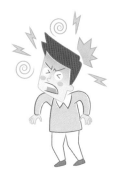

• 경련

특정 부위에 이상이 생겨 혈액순환이 제대로 되지 않을 때 혈액을 순환시키는 과정에서 나타날 수 있는 반응이다.

간, 뇌질환의 경우 많이 발생하는데 따뜻한 물을 충분히 보충해주고 오메가3 섭취도 병행하면 도움이 된다.

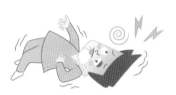

• 더부룩함

위장기능 저하, 부인과질환 등으로 인해 나타나는 경우가 많다.

소화흡수 중 발생하는 암모니아 가스로 인해 나타나기도 하는데, 위장기능이 좋지 않은 사람이 가스를 배출하기 위해 발생되는 현상이다. 유산균을 섭취하고, 복부를 따뜻하게 해주는 것이 도움이 된다.

135

• 변비증상

체내 수분대사가 정상적으로 일어나는 과정에서 일시적으로 나타나는 현상이다. 장에서 수분흡수능력이 올라가며 수분 부족 상태가 되면서 나타나는 반응이니 충분한 수분섭취가 반드시 필요하다.

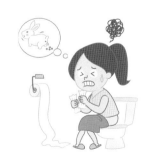

• 피로, 근육통, 나른함

간, 신장기능 저하, 당뇨, 관절염, 암 등의 질환이 있는 경우 몸속 노폐물, 독소가 배출되는 과정에서 나타나는 반응이다.

체내 독소가 배출되면서 이 독소물질이 혈액을 타고 순환시켜 배출시키는 과정에서 나타나는 반응이다. 이런 경우 혈액검사를 하면 수치가 올라가게 되니, 미리 인지하고 있어야 한다.

• 부종

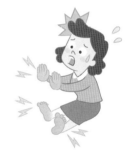

신장기능 저하, 염증, 체지방이 많이 감소하였거나 호르몬 대사 균형의 정상화 과정에서 나타난다. 심장기능에 이상이 있을 경우 대체적으로 얼굴에 부종이 나타나고, 신장기능의 저하는 하체부종으로, 소화기계기능 저하는 전신부종으로 나타난다.

• 백발과 탈모

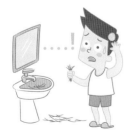

머리카락에도 혈관이 올라와 있다.

두피에 있는 세포가 바뀌고 혈액이 정화되는 과정에서 머리카락이 빠지고 흰머리가 올라오게 된다. 이런 증상 이후 건강한 머리털이 돋아나게 된다.

• 빈혈, 어지럼증

쉽게 코피가 날 수 있고 갈증을 느끼거나
밤에 꿈을 많이 꾸게 되며, 윗배에 불편함을
느낄 수 있다.

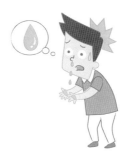

• 간기능 이상

구토, 눈꼽이 많이 생기며, 검은 눈동자와 흰자위의 경계가 불분
명해짐, 충혈, 피곤하고 졸림, 발진, 위통, 출혈, 혈변이나 피를 토하
는 증상이 나타나기도 한다.

이 기간 혈액검사를 하면 간 기능 수치는 상승하기 때문에 검사는
나중에 하는 것이 좋다.

137

• 심장질환

가슴이 답답하고, 가슴의 통증, 심박동이
증가한다. 심박동이 증가하면 소변을 자주
보게 된다.

이런 경우 물과 염분의 섭취를 늘리는 것이
도움이 된다.

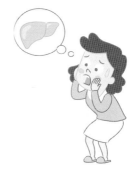

• 위장질환

위통, 배가 더부룩하고 가스가 찬다.
구토증상이나 명치가 답답한 증상이
나타난다. 가슴이 답답하고, 미열이 있고,
음식을 잘 먹을 수 없다.

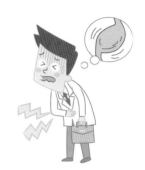

• 호흡기|(폐, 기관지)

갈증, 구토, 어지럼증, 발열, 목이 붓거나 가래가 많이 생기며, 기
침이 심하고, 입안이 건조, 우윳빛 또는 누런 가래가 나올 수 있다.

• 신장기능 저하

하체부종, 두통, 요통, 이명, 정력 저하, 뼈와 관절부위 통증, 생식
기부위 가려움증 등의 증상이 나타난다.

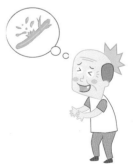

• 순환계통 이상

손발이 무겁고 어지럼증이나 빈혈증상이
나타난다.

• 신경계 이상

가슴이 답답하거나 두근거림 증상, 불면증, 조울증, 우울증, 목의 건조 등의 증상이 나타난다.

• 호르몬계 이상

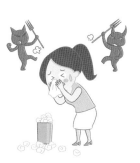

혓바늘이 돋거나, 혀가 갈라지고, 무기력함, 입주변이 트거나 가슴이 답답한 증상이 나타난다.

인체는 기적, 그 자체이다.

우리 몸은 자신을 스스로 보호, 방어, 회복하고 재생할 수 있도록 되어 있다. 이렇게 할 수 있는 도구를 얻을 수 있다면……

우리는 지금 바로 인체 본연의 능력을 발휘할 수 있는 환경에 살고 있지 못하기 때문에 잘못된 부분을 회복해야 한다.

독소를 배출하면서 인체를 정화시켜 장수유전자 스위치가 꺼지지 않도록 해야 한다.

인체는 세월이 가고 나이를 먹기 때문에 망가지는 것이 아니라 관리하지 않기 때문에 망가지는 것이다.

Thomas Edison(1847~1931)

The Doctor of Future will give no medicine, but will involve the patient in the proper use food, air, water, exercise.

먼 훗날의 의사는 약 처방 없이 환자들에게 음식, 공기, 물, 운동법을 이용하여 적절히 처방을 할 것이다.

참고문헌

- 김동하 : 500세 프로젝트, 균형, 해독 건강 레시피, 한올출판사.
- 김동하 : 보완대체의학개론, 한올출판사.
- 김동하 : 신비로운 인체 건강의 답은 효소에 있다, 한올출판사.
- 김현철 : 날씬한 엄마 건강한 아빠, 도서출판 나눔과 베품.
- 닥터더블유 www.doctorw.co.kr
- 대니얼 리버먼 : 우리 몸 연대기, 웅진지식하우스.
- 마이클로이젠, 메멧오즈 : 새로 만든 내몸 사용설명서, 김영사.
- 스티븐R. 건드리 : 플랜트 패러독스, 쌤엔파커스.
- 시라사와 다쿠지 : 아디포넥틴으로 건강 장수 하는 법, 북플러스.
- 아론화이트 : 면역전달인자의 놀라운 발견, 트랜스퍼 팩터의 비밀, 봄봄스토리.
- 아보 도오루 : 면역건강 완전정복, 중앙생활사.
- 에이미커디 : 프레즌스, 알에이치코리아.
- 윤태호 : 소금 오해를 풀면 건강이 보인다, 행복나무.
- 이노우에 요시야스 : 건강의 배신, 돌베개.
- 이시하라 유미 : 하루 한 끼 공복의 힘, 이아소.
- 정윤섭 : 몸속대청소, 라온북.
- 한국식품안전연구원 www.kfsri.or.kr
- drug.mfds.go.kr
- https://ko.lifehealthdoctor.com
- https://ko.wikipedia.org
- https://korean.mercola.com
- https://steptohealth.co.kr
- https://www.monsterzym.com
- www.clarins.co.kr
- www.kbccc.org
- www.lifeextension.com

저자소개 _____

김동하

- 한의학, 보건학 박사
- 국제통합의학박람회 조직위원
- 국제통합의학인증협회장
- KBS남도투데이 건강상식바로잡기 출연
- 신바이오생명과학연구소장

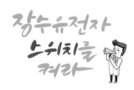

초판 1쇄 인쇄 | 2020년 6월 5일

초판 1쇄 발행 | 2020년 6월 10일

지은이 | 김동하

발행인 | 임순재　　**발행처** | (주)한올출판사

등록번호 | 제11-403호

주소 | 서울시 마포구 모래내로 83(성산동 한올빌딩 3층)

전화 | 02-376-4298(대표)　　**팩스** | 02-302-8073

홈페이지 | www.hanol.co.kr

e-메일 | hanol@hanol.co.kr

캘리그라피 | 윤정연

ISBN　979-11-5685-894-2